シリーズ ケアをひらく

食べることと出すこと

頭木弘樹

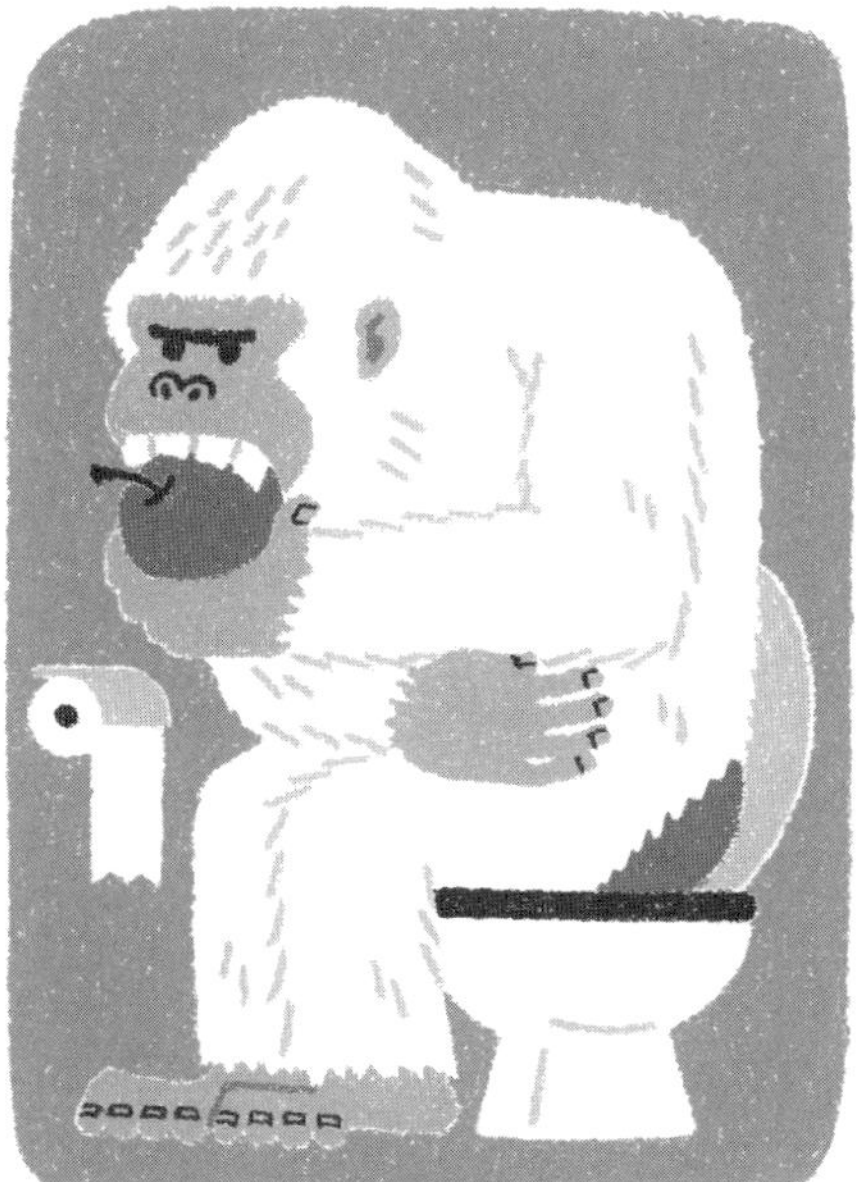

医学書院

病気のもたらす精神的変化がいかに大きいか、
健康の光の衰《おとろ》えとともに姿をあらわす未発見の国々が
いかに驚くばかりか

ヴァージニア・ウルフ（『病むことについて』川本静子＝編訳、みすず書房）

はじめに　「食べて出す」ことが、あたりまえでなくなったら？

ごはんとうんち

「ごはんを腹いっぱい食べて、そして、うんちを腹いっぱい出して」

小学生のときにカセットテープに録音した祖父の声。

まだ動画を簡単に撮れる時代ではなかった。唯一残っている祖父の声だ。

「そんなんじゃなくて、もっといいことを言って」と小学生の私は文句を言っている。ごはんとかうんちとか、そんなくだらないことじゃなくて、と思ったのをおぼえている。

しかし、今となってみると、祖父の言ったことは、とても大切なことだった。

その後——祖父はもう亡くなってかなりたっていたが——私はまさに、ちゃんと食べてちゃんと出すことができなくなってしまったのだ。

今あらためて、この言葉を聞くと、まったくちがって聞こえる。

人間の製糞機

> 上から飯食うて、下から出してる人間の製糞機《せいふんき》みたいな奴《やつ》ばっかり
> （『米朝落語全集 増補改訂版』第三巻、創元社）

『口入屋《くちいれや》』という落語の一節。

くだらない奴ばかりということを、こういうふうに表現している。

人間なんかたいしたものではない、人生なんかたいしたものではないと言いたいときに、「人間なんて、しょせん、食って出すだけの存在だ」というような言い方をよくする。

あるいは逆に、「人間というのは、ただ飯を食って出すだけの存在ではないんだ」というような言い方もする。

いずれにしても、「食って出すだけ」では、つまらないということだ。

食べて出すということに対する軽蔑、軽視が、たいていの人の心の中にはある。少なくとも、それだけでは満足できないという気持ちが。

人間の活動の究極

しかし一方で、人間の生活から、必須ではないものをどんどんそぎ落としていくと、最後に残る

のは「食べる・出す・寝る」だろう。

寝るは活動停止だとすると、活動に限れば、食べると出すが残ることになる。

こればっかりは、そぎ落とせない。数日でも「食べる・出す」ことができなくなれば、命にかかわる。

だからこそ、「人間なんて、しょせん、食って出すだけの存在だ」という言い方にもなるのだろう。

人間の活動の究極は、食べることと出すことにある、と言うこともできる。

サバイバル

人間は食べて、ヒって、寝ればいいのです。

深沢七郎（『人間滅亡的人生案内』河出書房新社）

深沢七郎は『楢山節考』『笛吹川』などの小説を書いた作家。人生相談の本が一冊だけあって、それが『人間滅亡的人生案内』。

人生にあれこれ悩んでいる人に対して、深沢七郎はこう答えている。「ヒって」というのは「排泄して」という意味。

ここにあるのは、人間なんてそれだけのものなんだという虚無感であり、人間の活動の究極はこういうことなんだという根本の提示だ。

しかし、それだけではないだろう。ここには力強さがある。苦しい状況でもなんとか生き残っていこうとする、たくましさが感じられる。

食べて出すことには、生命力、生きる意欲、死なないしぶとさのようなものがある。ひと言で言えば、サバイバルだろうか。

食べて出すことが、うまくできなくなってしまったら？

食べて出すことは、くだらないことであり、人間の活動の究極であり、サバイバルである。

では、その食べて出すことが、うまくできなくなってしまったら、いったいどういうことになるのか？

それをこれから、お話ししてみたいと思う。

食べることと出すこと　目次

カバー・章扉画　祖敷大輔
ブックデザイン　松田行正＋杉本聖士

第1章 まず何が起きたのか？

健康であれば、わたしたちは器官の存在を知らない。
それをわたしたちに啓示するのは病気であり、
その重要性と脆《もろ》さとを、
器官へのわたしたちの依存ともども理解させるのも病気である。
ここには何かしら冷酷なものがある。
器官のことなど忘れようとしても無駄であり、
病気がそうはさせないのだ。

シオラン（『時間への失墜』金井裕＝訳、国文社）

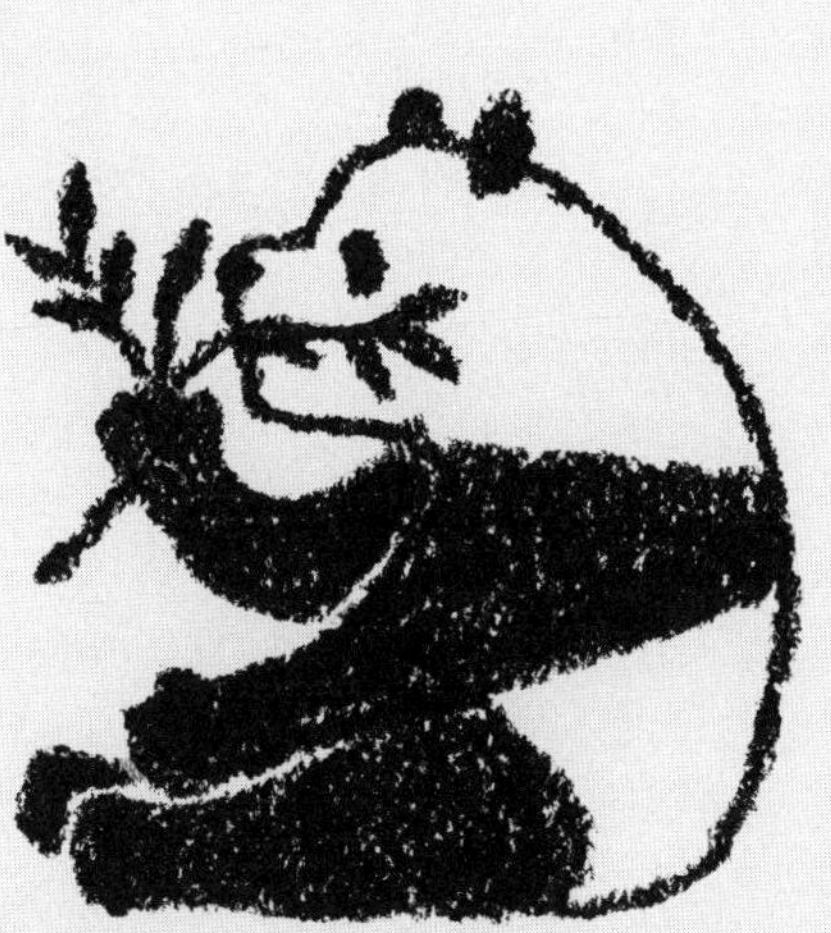

ただの下痢ではないと気づいたが……

下痢が続いていた。

二〜三か月くらい続いていた。

でも、まったく気にしていなかった。

普通に食べ過ぎたり飲み過ぎたりしていた。

気をつけないせいで、なかなか治らないだけだと思っていた。

とはいえ、だんだんひどくなってくるし、さすがに長いので、少し気をつけて、消化のいいものを食べるようにしてみた。

そうすると、少しはいいような気がする。しかし、下痢がとまるところまではいかない。

それでも、「少しはいいような気がする」ことに希望を見出して、そのまま摂生《せっせい》をつづけていた。

すると、ある日、赤い便が出た。

出血だった。

愕然《がくぜん》とした。下痢がどんなにひどくなっても、血が出るということはないだろう。切れ痔《じ》とかそういう感じではなかった。便に血がついているというのではなく、全体に血が混じっていた。

これはおかしいと、さすがに思った。ただ事ではないと。

そうなると、かえって病院に行くのがこわくなった。おそろしい病名を突きつけられたくなかったからだ。

なんでもないことを願いながら、さらに消化のいいものを食べるようにして摂生を続けていた。

自分の身体を意識したことがなかった

大学三年の二十歳のときだった。

それまではとても健康だった。カゼくらいはひいていたが、それ以外にとくに大きな病気はなく、普通に元気だった。

胃腸も丈夫なほうで、食べることに関して、何も気にしたことがなかった。お酒も飲んでいた。煙草も吸っていた。

自分の身体をとくに意識したことがなかった。

この「気にしたことがない」ということこそ、健康であることのいちばんの贅沢《ぜいたく》であると、今ではよくわかる。

病院に行くこともほぼなく、家族にも病院通いをしている者はいなかったため、病院というのは、遠い存在だった。誰かが行くところであり、自分が行くところではなかった。行くとしても、遠い先のことだと思っていた。

いったん治るという落とし穴

するとある日、出血がとまった。普通の色の便になった。

さらには、下痢も治まった。普通の便になった。

どれほど嬉しかったか。

心配したけど、大丈夫だったんだと、心底ほっとした。

しかし、あとになって知ったことだが、これこそが潰瘍性大腸炎《かいようせいだいちょうえん》の典型的な症状だった。何もしないでも、いったん治ったりすることがあるのだ。なんともまぎらわしい。

便器が血で染まる

また下痢が始まり、出血も始まった。

普通の状態に戻っていたのは、一週間くらいだったと思う。

「前回、ちゃんと治った」という経験があるので、また自分で摂生して治そうとした。前回治ったのだから、今回も治るはずだと思い込んでいた。

ところが、今回は治らない。どう摂生しても治らない。どんどん下痢はひどくなり、血便もひどくなる。

もはや便よりも血のほうが多いような感じになってきた。トイレに行く回数もどんどん増える。出すものなどないのに、血だけが出てくる感じだ。

便器が血で染まる。

腹痛も増してきた。トイレで、身もだえして苦しむようになってきた。

どう考えてもおかしい。

病院でウソをつく

書店で『家庭の医学』というような本を見てみた。

恐ろしい病名ばかりが出てくる。二十歳で死ぬのかと思った。とても病院に行く勇気がなかった。

それでも、迷いながら、ついに病院に行ったのだが、医師から「どうしました?」と聞かれて、「下痢がとまらなくて」とだけ言った。出血のことは言わなかった。隠してしまった。

当然、ただの下痢止めを処方されただけだった。

でも、恐ろしい診断が出なかったことにほっとし、下痢止めに望みをつないだ。

もちろん、効くはずもない。

カエルのお尻にストロー

その後、また別の病院に行ったが、やはり出血のことは言わなかった。

医師から注腸《ちゅうちょう》検査を勧められた。

どういう検査なのかと問うと、「カエルのお尻にストローをさして、そこから息をふーっと吹き込んで、お腹をパンパンにさせたことある? あんなふうにしてお腹をふくらませて、お尻からバリウムを入れて、レントゲンを撮るんだよ」と説明された。

そんな検査はまっぴらだと思った。

「うわっ！」と医師が叫んだ

トイレの回数は数え切れなくなってきた。

立ち上がれば、トイレに駆け込む。そのたびに、血の下痢。

寝ていても腹痛で苦しむようになり、熱も出てきた。

貧血もあったのだろう、朦朧《もうろう》としてきた。

友達が来て、病院に連れて行こうと言ってくれたが、断った。

そのまま症状はどんどん深刻化し、ついに意識がはっきりしなくなり、血便と腹痛と熱に苦しんで、うなり、壁を爪でかきむしるようになった。

それを見た友達は、これはもう当人がどう言おうと、このままにはしておけないと、車で病院に連れて行ってくれた。

例のカエルの医師のところだった。

そのときでさえ、医師に、出血していることは言わなかった。

医師は「赤痢じゃないだろうな」などと言っていたが、私の申告を怪しいと思ったらしく、「とにかくお尻の中を見せて」と言って、問答無用で、直腸鏡（外来で直腸を見るための医療器具）を肛門に入れて、中をのぞいた。

とたん、「うわっ！」と医師が叫んだ。

「これは大変だよ。すぐに入院だから」とたちまち入院の手続きになった。

出血を知られてしまい、もう自分の意志が尊重されなくなったことで、私はどこかほっとしていた。

初めての失神

入院の手順として採血もあった。

私はもう自分には血が残っていないような気さえしていたので、「採血は勘弁《かんべん》してもらえませんか」と言ったが、そう言っている間にも腕から血を抜かれ、気がついたら、床が目の前にあった。

気を失って椅子から倒れたらしい。看護師さんが支えてくれて、なんとか頭は打たずにすんだ。

それくらい貧血になっていた。

気を失ったことはそれまでになくて、初めてだった。こんなに何もわからなくなって、時間が飛ぶのかと驚いた。

漏らしたことを隠す

それでもまだ下血は続いていた。点滴を刺されたりしている間、トイレに駆け込むことができず、私はズボンの中に漏らしてしまっていた。厚手のジーパンだったので、幸い、気づかれずにすんだ。ちょうど病院のお仕着せに着替えないといけなかったので、私は「自分で着替えられる」と言い張った。

パンツとジーパンの内側は血だらけだった。もはや便という感じはまったくなかったが、それでも私は漏らしたことを知られるのがイヤだった。

まるめて、大きなビニール袋に入れて、床頭台《しょうとうだい》（病院のベッドのそばにある引き出しや戸棚の付いた台）

の中に隠した。

鏡の中の幽霊

その後で、点滴をしたまま、点滴スタンド（点滴をつり下げる棒の下にキャスターがついていて移動可能）を転がして、初めてトイレに行った。

ベッドサイドに簡易トイレを置くかと言われたが、それは断った。このときは個室だったが、それでもイヤだった。

トイレをすませて、手を洗おうとしたら、洗面台の上に鏡があった。そこに自分の姿が映った。ぎょっとした。身体がびくりとなるほどだった。

見たこともない、亡霊のような人間がそこに映っていた。

病院のお仕着せは作務衣《さむえ》のような感じだったが、胸のところがはだけ、あばらがくっきりと浮かんで見える。頬はこけ、手は枯れた枝のようだった。

もう夜で、病院のトイレの電気が暗めだったせいもあるだろう。しかし、驚いた。家で寝込んでいる間は、ずっと鏡を見ていなかった。こんなことになっているとは思わなかった。腕くらいは見えていたはずなのに、気づいていなかった。

ＳＦ映画やホラー映画などで、外見に何か異変が起きて、鏡を見てぎょっとするというシーンがよくあるが、自分が体験するとは思わなかった。自分が持っている自己イメージとまったくちがう姿を鏡の中に見るのは、なんとも不思議な感覚だった。

これが今の自分なのだと言い聞かせなければならなかったが、難しかった。

私は子どもの頃から頬がふっくらしていて、お年寄りからはよく「お釈迦様みたいな顔だ」と言われた。中学生のとき「頭木くんも、あのほっぺたがなければね〜」と女子が下駄箱のところで笑っているのを聞いてショックを受けたこともあった。

それがいまやすっかり頬がこけてしまっているのだ。

子どもの頃から胸板が厚く、学校の身体測定ではよく「胸板が厚いねー」と医師から感心された。それが今や、あばらが浮き出て、幽霊画のようになっているのだ。

鏡の前で茫然《ぼうぜん》としたのをおぼえている。

身体的な自己イメージの変更

そのとき二十六キロくらい体重が減って、六キロくらいは戻ったが、それ以上は今でも戻らない。

二十歳以降に知り合った人たちにとっては、私は瘦《や》せた人間であり、妖怪の一反木綿《いったんもめん》のように薄い人間だ。

私自身も、自分はそういう人間だということを、今では受け入れている。

いや、今でもどこかで「今の自分の姿は、本当の自分ではない」という思いがある。

だから私は、病気になる前の中学や高校のときの知り合いに会うのがとても好きだ。「変わったねー！」と驚いてもらえる。それが嬉しい。

本来の私の姿は、もうその人たちの中にしか残っていないのだ。

私は、自分が病人であるということを受け入れると同時に、身体的な自己イメージの変更も受け入れなければならなかった。

今までの身体から、別の身体に魂を入れ替えられたような、そんな気さえしたものだ。

受話器が重い

親を呼ばなければいけないと医師に言われた。

しかし、親のいる郷里は山口県で遠く、私は三人の子どもの末っ子で、遅くに生まれたので、親はもう歳だった。病院のある筑波まで出てくるのは簡単なことではない。

それに、親を呼ぶなどというのは、当人に言えないことがあるという感じで、ますます不安が高まった。そういう意味でも、呼ぶことに抵抗した。

しかし、どうしてもと、有無を言わさぬ感じで押し切られた。

しかたなく、親に電話をした。病院の公衆電話からかけた。そばに椅子があって、座って電話することができた。

でも、電話はすごく困難だった。なぜかというと、受話器を持つのが重くて、休み休みでないと話ができなかったからだ。

親と通話しながら、しばしば「ちょっと待って」と言って、受話器を持った右手を腿《もも》の上に置いて休ませ、それからまた頑張って持ち上げて、話を続けた。

受話器の重さが気になったことのある人は、たぶん、ほとんどいないだろう。しかし、そのときの私には、鉄アレイのようだった。重くて手がぷるぷると震えた。
それほどまでに筋肉が失われたことに初めて気づいた。

風でよろめく

私の通っていた大学は、中学や高校のように、体育の時間というのがずっとあり、私は嫌々ではあったが、「体操トレーニング」という授業を選択していた。ジムで筋トレするような感じだった。

一年の最初のときには、この授業が終わると、宿舎でぶっ倒れて何時間も寝てしまうほどだったが、三年生の頃には楽に感じるようになっていて、そうとう筋肉がついていた。

いわゆる男らしい身体つきになってきて、たぶん、そういう年齢だったということもあるのだろう、それにともなって、これまでになくモテるようにもなってきて、人生にはこういう時期があるんだなあと興味深く感じていた。

それがすっかり失われた。身体から筋肉も脂肪も、削り落とせるところはすべて削り落とされて、ジャコメッティの彫刻のようになった。血の気も失せ、水気も失せ、唇は乾いてがさがさになっていた。青春があっという間に終わっていた。

これは病院の外に少しは散歩に出られるようになってからのことだが、わずかでも風が吹くと、本当によろけた。これにも驚いた。風でよろめくなんてことが本当にあろうとは。駅のホームの端には立てないと思った。

「今の自分は、紙飛行機がぶつかってもケガをしてしまうのではないか」と思った。

他人の血の中のタンパク質

輸血が検討された。

しかし、当時は輸血のリスクが高く、まだ若いので、ぎりぎりまで輸血せずにねばってみようということになった。

ただ、極度にタンパク質が失われているということで、人の血液からとったタンパク質という点滴を打たれた。ひどくねばっこい感じの落ち方をする点滴だった。池の澱《おり》のような暗く濁《にご》った緑色をしていた。

他人の血の中のタンパク質が入ってくると思うと、あまりいい気持ちはしなかったが、なにしろ幽霊画のようになっているので、少しでも人間らしくなるにはしかたないと思った。

カエルの検査

まっぴらだと思っていたカエルの検査をすることになった。

ひどい説明の仕方をする医師だと思っていたが、たしかに説明通りの検査だった。ただ、想像したほどは苦しくなかった。

肛門から大腸の中に、バリウムと空気を入れられ、動く台の上に寝て、さまざまな角度に動かされ、台の上で自分もいろんなポーズをとるように指示され、何枚もレントゲン写真を撮った。

なお、この注腸検査は、その後、一週間おきくらいに、かなりの回数行われた。あれほどイヤだった検査を、こんなにたくさんやることになるとは、これも病状が重くなったせいで、やはりもっと早く病院に行くべきだったと後悔した。

　しかし、のちに別の病院に移ったとき、このときのことを話すと、新たな医師は「そんなに撮っては危険だ」と怒っていた。どうやら、最初の病院では、その医師の論文だかのためにたくさん撮っていたようだった。

　医師がその病気に関心がないと、ぞんざいにあつかわれてしまうし、関心があると実験台にされてしまうこともある。難しいところだ。

難病になって喜ぶ

　検査結果は、明瞭だったようだ。間違いなく「潰瘍性大腸炎」だと言われた。

　聞いたこともない病名だった。以前に『家庭の医学』などを見たときにも、そういう病名は目にしていなかった。

「死ぬんでしょうか？」と聞いた。それが肝心なことだった。

「二十年前くらいなら亡くなる方もいました。でも今は、潰瘍性大腸炎自体で死ぬ人はいません」

　これはとても嬉しい言葉だった。病気の両手が自分の首をつかんでいて、あとは力をこめて締《し》められるだけという感じだったからだ。

　私がニコニコしているので、医師が「喜ぶことではありませんよ。潰瘍性大腸炎は難病ですから」と言った。

　また、「潰瘍性大腸炎自体で死ぬことはありませんが、潰瘍性大腸炎がもとで、別の病気になって、それで死ぬことはあります」と言われた。

この不安は、今でもずっと続いている。

「難病」とは?

「難病」という言葉、たんに難しい病気という意味で使われたのだと思ったら、そうではなかった。ちゃんと国が指定している難病というものがあるのだった。これにも驚いた。

「難病法（正確には「難病の患者に対する医療等に関する法律」）」という法律があり（二〇一五年一月一日に施行されたもので、私のときには「難病対策要綱」）、その定義によると、
○発病の機構（原因）が明らかでない。
○治療方法が確立していない。
○希少《きしょう》な疾患である。
○長期の療養を必要とする。
という四つの条件をすべて満たすのが難病だ。その中でさらに、
○患者数が一定の人数（人口の約0.1％程度＝およそ一二・七万人）に達しない。
○客観的な診断基準（またはそれに準ずるもの）が成立している。
という二つの条件を満たしているものが「指定難病」。指定難病は、医療費助成の対象となる。

難病の数は五千〜七千だそうで、指定難病の数は三三三。

患者数は、難病によっては全国で一人とか二人というものもある。とてつもない孤独だ。

ただ、難病患者をすべて合わせると、指定難病だけで約九一万人。本が百万部売れると、超ベストセラーで、身近に読んでいる人が必ずいるものだ。それからすると、難病者も、身近に必ずいると言っていいだろう。

潰瘍性大腸炎の患者数は二〇万人

指定難病の数は五六→一一〇→三三三と増えてきているのだが、潰瘍性大腸炎は五六のときから指定難病だった、いわば老舗《しにせ》の難病だ。

潰瘍性大腸炎の患者数は毎年増加していて、一九八〇年には約四四〇〇人だったのが、二〇一四年には一七万人を超え、二〇一九年には二〇万人以上に。大変な右肩上がりで、これが企業の業績なら大喜びのところだろう。ちなみに、欧米ではもっと多く、日本の十倍程度の発症率らしい。

最も患者数の多い指定難病で、次がパーキンソン病。

患者数が多くなったせいで、指定難病から外されるのではという懸念もあり、実際、二〇一八年には潰瘍性大腸炎の患者の約31％が助成対象から外された。もちろん、治ったからではなく、認定基準が厳しくなっただけだ。

どういう病気なのか？

名前の通り、大腸の粘膜に炎症が起きて、潰瘍ができる。

どのくらいの範囲に潰瘍ができるかは人によってちがい、大きくは、次の三つに分けられる。
○直腸炎型（直腸にのみ炎症ができる）
○左側《さそく》大腸炎型（大腸の半分くらいまで炎症ができる）
○全大腸炎型（文字通り、大腸全体に炎症ができる）
直腸の長さは約二十センチ。大腸全体の長さは平均一・六メートル。なので、直腸炎型と全大腸炎型では、そうとうな差がある。

私の場合は、全大腸炎型だった。

大腸は「?」の形

大腸がお腹の中にどんなふうに収《おさ》まっているのか、私は病気になるまで知らなかった。

大ざっぱに言うと、大腸は「?」の下の点をとったような形をしているようだ。もっと四角張っているが。お腹の中心に小腸があって、その周りをぐるりと大腸がとりまいている。

右下腹部の盲腸から始まり、そこから上に向かって「上行結腸《じょうこうけっちょう》」。

お腹の上のところを右から左に「横行結腸《おうこうけっちょう》」。

身体の左側に「下行結腸《かこうけっちょう》」。

「S状結腸」につながり、最後が「直腸」。

炎症は直腸から広がるのが一般的で、そのため腸の半分くらいまで炎症が起きる場合は、「左側大腸炎型」という名称になるわけだ。

重症度のちがい

重症度は「範囲」だけで決まるわけではない。

炎症がどれくらい激しいか、炎症が治まるかどうか、薬が効くかどうかなど、いろいろある。

炎症が軽ければ下痢ですむが、炎症がひどくなると、血便になる。さらに、私の場合のように、もう血ばかりが出るような感じに。粘液もたくさん出ているらしく、粘血便と呼ばれる。内臓が溶けて流れ出ているかのようだった。

寛解と再燃

潰瘍性大腸炎はいったんなると、もう一生、治らない。だから難病。

ただ、炎症が治まることはある。これを「寛解《かんかい》」と呼ぶ。そして、また炎症が起きることを「再《さい》燃《ねん》」と呼ぶ。

寛解と再燃をくり返すのが一般的で、「再燃寛解型」と呼ばれる。私はまさにそれだった。

炎症がずっと持続する場合もあり、「慢性持続型」と呼ばれる。

同じ「再燃寛解型」でも、寛解してから再燃するまでの期間は、人によってかなり差があり、寛解期が十年以上続くなんて人もいる。一方、薬を減らせばたちまち再燃してしまう人もいる。

同じ型とは思えないほど、差がある。

私の場合は、薬を減らすと、再燃してしまうほうだった。長い寛解期を得ることはできなかった。

プレドニンで助かり、プレドニンで手術

治療法は確立していて、薬もいろいろある。

あまり副作用のない薬だけで寛解する人もいる。

でも、たいていはプレドニン（副腎皮質ホルモン）という副作用の強い薬を使うことになる。

さらには、そのプレドニンも効かない人がいて、そうするとさらにやっかいだ。全体の約三割は「難治」と呼ばれる、治療が困難な症例とのことだ。手術になる場合もある。

私の場合は、症状が重かったので最初からプレドニンが使用され、幸いプレドニンが効いた。

でも、十三年間の療養の後、手術を受けた。それはプレドニンを使い続けたことによって、副作用の問題が起き、さらに使い続けることのリスクが高まってしまったからだ。

今でもプレドニンを使っているが、手術のおかげで少量ですむようになった。

症状の重さに大変な差が

直腸炎型で、副作用の少ない薬で寛解する人の場合、難病と言っても、ほとんど普通の人と同じ暮らしができる。手術などはありえない。

そのため、患者会などでも、「難病呼ばわりされたくない！　潰瘍性大腸炎を難病の指定から外してほしい！」と主張する人がいるくらいだ。とくに子どもが患者の場合の親御さん。

一方で、寝たきりになってしまうような重症の人もいる。働くなどとても無理で、どうやって生

活したらいいか困っているのに、難病の指定を外されたら、医療費の支払いもできなくなり、まさに命取りになる。

このように、症状の重さに大変な差があるのが、潰瘍性大腸炎の特徴のひとつだ。健常者の人にとっては、そこがかなりわかりにくい。身近に潰瘍性大腸炎の患者がいて、その人が軽いために、大変がっている潰瘍性大腸炎の人を、大げさだとかウソつきだとか誤解してしまう場合もある。私も何度か、「私の親戚にも同じ病気の人がいるけど、ぜんぜん元気だよ」などと怪《け》訝《げん》そうな顔をされたことがある。

私の場合は、全大腸炎型で、すぐに再燃し、プレドニンをずっと使っていたので、重いほうだが、さらに重い人もたくさんいる。重いほうを上としたら、上の下か中の上くらいではないかと思っているが、これはいわゆる中流意識のせいかもしれない。病人にも、あまり軽く見られるのを嫌い、かといってあまり重いとも思いたくない意識があるものだ。

原因不明

潰瘍性大腸炎の原因はわかっていない。

自己免疫反応の異常という説が有力なようで、外敵から身を守るはずの免疫機構が、自分自身を攻撃してしまうわけだ。患者の中には「わたし、自分を責めるタイプだから……」などと言う人もいるが、それはまた別の話だろう（もっとも、性格との関連ということは言われていて、それについてはまた後で（第9章））。

人に移ることはない。なので、人から移されたわけでもない。

遺伝に関しては、何らかの遺伝的因子が関与していると考えられているが、潰瘍性大腸炎の患者の子どもが潰瘍性大腸炎になったりするわけではなく、まだよくわかっていないようだ。

私の家族や親戚にも、潰瘍性大腸炎の人はまったくいない。

ともかく原因不明なので、「あのときああしておけば、こんな病気にならずにすんだのに」と後悔することも難しい。誰のせいでもないから、誰を恨むこともできない。

誘因

ただ、「誘因」はある。カゼがきっかけでなる人が多く、私もインフルエンザがきっかけだった。

だから、「あのとき、インフルエンザをこじらせなければ」という後悔はある。

ちょうど友達が何人も泊まりに来ていたときで、まだ治っていないのに、海に泳ぎに行ったりしてしまった。友達が買ってきた「イカフライおかか弁当」というのが、とても消化が悪く、それ以来、下痢が始まったのも覚えている。

だから、「たかがカゼ」という、健康な人間にありがちな軽視は、後悔している。「イカフライおかか弁当」への恨みもいまだにある。

ただ、それは誘因にすぎないので、そのときにならなくても、別のときになっていたのだろう。

食べることと出すことに問題が生じたときに、私たちに生じるその他の問題

私に何が起きたかの概要は、以上のようなことだ。

そんなに特別なことではない。下痢は誰でもするし、それがひどくなれば血が出てくるというのも想像できる。潰瘍という言葉も、胃潰瘍などで有名なので、「それが大腸にできるわけね」と思えば、なんとなく理解はできるだろう。

難病といっても、潰瘍性大腸炎の場合、理解不能、想像不能なほどの珍しい症状があるわけではない。

では、そんな病気について、あらためて語る価値があるのか？

私は「ない」と思っていた。


ただ、病気になったことで、私はさまざまな困難や不自由を感じた。

病気になったのだから、あたりまえだ。

しかし、それは病気による生きづらさばかりとは言えなかった。

たとえば、足を病んだとする。足が痛いとか、足をひきずるとかは、病気のせいだ。

しかし、足を病んだために、別のことにも気づく。これまでは何の気なしに歩いていた道に、意外に段差があったり、でこぼこがあったり、つまずく箇所があったりすることに。

それらは、足を病む前からあったもので、足を病んだせいで発生したものではない。足を病んだ

ことで、初めてそれらに気づいたのだ。

そうした困難は、自分にだけ関係するものではなく、他の人にとっても同じように存在する。

もちろん、大半の人は、ほとんど意識しないだろう。しかし、意識はしていなくても、どこかでじつは困難を感じているかもしれない。その困難の原因がわからなくて、なおさら苦悩を深めているかもしれない。

食べることと出すことに関しても同じだ。

病気によって食べることと出すことが不自由になってみて、私は、他の健康な人たちも、食べることと出すことに、さまざまな困難を抱えていることに気づいた。

そのことについてなら、少しくらい書いてみる価値はあるのかもしれないと思った次第だ。

「弱い本」を目指して

とはいえ、私ひとりの個人的な体験が、どこまで他の人にとって読む価値のあるものとなるかはわからない。

できることなら、これが「弱い本」になってくれればと願っている。

「弱い本」というのは、『弱いロボット』（医学書院）の著者の岡田美智男さんがインタビューで使っておられた言葉だ。「読んでくださる方が新たな解釈をつけ加えてくれて、はじめて完結するような『弱い本』」（岡田美智男氏インタビュー「ロボットになぜ『弱さ』が必要なの!?　ロボットと生き物らしさをめぐって」2017.02.01 SYNODOS http://synodos.jp/science/18044）。

他力本願で恐縮だが、自分の体験の価値など、しょせん自分ではよくわからない。だから、わからないままにとにかく書いてみるしかない。そして、誰かが通りかかってくれるのを待つしかない。

文学の引用

文学作品などからの引用が多くなると思う。

それはひとつには、私自身が闘病生活の中で、文学作品を支えとしたからだ。私は活字嫌いだが、それでも闘病中は文学をよく読んだ。文学だけは、とことん暗い人の心の奥底までを描いてくれる。「自分の気持ちがこの本には書いてある」と思えることが、とても救いとなった。

また、もうひとつには、文学という普遍性《ふへんせい》のあるものを媒介《ばいかい》とすることによって、私の個人的な体験にすぎないものが、より多くの人にも理解や共感をしやすいものになってくれるのではないかと思うからだ。

第2章 食べないとどうなるのか?

ただ、めしを食えたらそれで解決できる苦しみ、
しかし、それこそ最も強い痛苦

太宰治(『人間失格』新潮文庫)

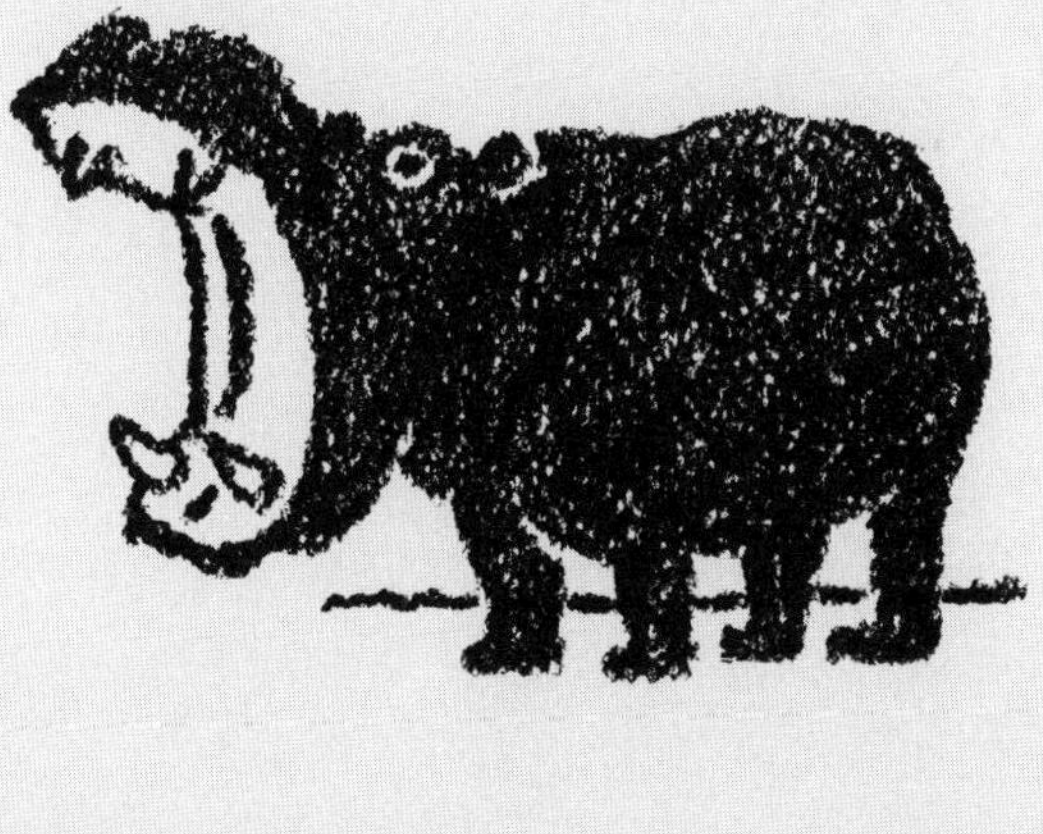

絶食の開始

入院して、まず最初に行われたのが「絶食」。

文字通り、何も食べないようにするのだ。

目的は、潰瘍《かいよう》のできている大腸を休めることにある。

もちろん、治療はこれだけではなく、薬（プレドニン）を点滴で投与している。こちらのほうがメインの治療。

ただ、カゼをひいたときにも、カゼ薬を飲むだけでなく、寝て安静にしていることが大切だ。

お腹の場合は、寝て安静にしていても、何か食べれば、働いてしまうので、食べないようにしないと、安静を保てない。

食べ物はもちろん、アメのような、大腸まで届かないものもダメだと、医師から言われた。

水も飲まないほうがいいと言われた。

というのも、胃に何か入ると、自動的に大腸も動いてしまうのだそうだ。そういう仕組みになっているると。なるべく大腸を動かしたくないということだった。

これは自覚症状としても理解できた。とにかく、何か食べると、そのとたんにトイレに駆け込むようになっていた。もうじき、便器に座ったままでなければ、何も食べられなくなるのではないかと思っていた。

点滴の親玉

何も食べず、水も飲まないのでは、もちろん、じきに死んでしまう。

なので、点滴で栄養を補給するのだが、普通の点滴ではとても無理ということだった。栄養の量が足りないと。

そこで「中心静脈栄養」というのをすることになった。これも点滴なのだが、普通の点滴より、もっと濃い液を入れることができる、点滴の親玉のようなものだ。

見た目は普通の点滴と変わらない。ただ、腕の静脈に針を刺すのではない。そこがちがう。

中心静脈というのは、心臓の近くの太い血管のことで、そこまで点滴の管の先を到達させるのだ。といっても、心臓のあたりに点滴の針を差し込むわけでなく、針は使わない。鎖骨の上あたりの血管をメスで切って、そこから管を入れていく。

この中心静脈栄養を、その後、入院のたびに何度もやったが、鎖骨あたりの血管を見つけるのはけっこう難しいらしく、医師によってずいぶんちがいがあった。腕のいい医師の場合はたちまち終わるが、そうでないと、さんざんこねくりまわしたあげく、「血管がぐちゃぐちゃになって、もうわからなくなった」と言われたこともある。これを言われるのは、嫌なものである。

また、管を入れるときには、気をつけないと、肺を傷つけてしまうことがある。そうすると、患者の容体によっては、死につながることもある。実際、そういう例を知っている。

だから、管を入れた後には、レントゲンで確認することになっているのだが、これを省略する医師も多い。腕に自信がある場合には、それでいいのだが、自信ではなく過信だったり、ルーズなだけだった場合、恐ろしい。危険はいろんなところに潜んでいる。治療の中にも。

何度も長期にわたって、中心静脈栄養をやったので、私の鎖骨の上のところにはずっと痕《あと》が残っていた。

痕は気にならなかった。むしろ、今現在、そこに管が入っていないことに喜びを感じていた。一生、消えないだろうと言われていたが、そうでもなく、もうわからなくなっている。

痛みに強くなったという錯覚

最初のときは、なぜか鎖骨の上あたりではなく、肘の内側（よく採血の注射をするところ）をメスで切って管を入れた。

麻酔はなしで、「痛いけど我慢して」と医師から言われ、血もかなり流れて、床にもしたたって小さくたまるほどだった。

私は、自慢ではないけれど、注射で泣く子どもだった。学年があがると、他の子どもはだんだん泣かなくなっていく。ついに、クラスで泣いたのは私ひとりになった。担任の先生が、怒った顔で私をじっとにらみながら、「今日、予防接種で泣いた子がいます」と、わざわざ匿名《とくめい》で言ったのを覚えている。みんな知っていることなのに。嫌味というものとの出会いだったかもしれない。

痛みというのは、本当にみんな感じ方が同じなのか、疑っていた。自分は人よりも痛いほうなのではないかと思っていた。

それくらいだから、メスで切られたりすれば、それはもう痛くてしかたないはずだった。

ところが、ぜんぜん大丈夫だった。医師も少し意外そうで、「よく我慢したね」と言った。一般の人以上に、痛がらなかったわけだ。

自分でも不思議だったが、これはようするに、もっと痛いことを経験した後だったからだ。腹痛でずっと苦しんでいたので、腕を切るくらいは、ぜんぜん耐えられたのだ。

痛みには、もちろん絶対的なところもあるが、相対的なところもある。大きな痛みを経験した後は、小さな痛みは平気になる。前の痛みと比較して、「なんだこれくらい」となるわけだ。

腹痛で苦しんだのは嫌なことだったが、これで自分は痛みに強い人間になったのだと思った。実際、採血の注射などは、もうぜんぜん平気で、痛いとも思わなくなった。

しかし、これはまったくの勘違いだった。

これは「ある種の痛みに強くなった」にすぎず、痛みというものには、じつはたくさんの種類があるのだった。

そのことを後に私は思い知らされることになるのだが、それについてはまたそのときに（第8章）。

何も食べずに栄養をとるというミラクル

何も食べない、何も飲まない日々が始まった。

これは、私としては、むしろほっとして、嬉しかった。

なにしろ、前にも書いたように、何か口に入れれば、すぐにトイレに駆け込んで、血便なので、食べることが怖くなっていた。

といっても、食べなければ、栄養がとれなくて死んでしまう。でも、そのたびに血便を出していたのでは、とれる栄養と、出てしまう栄養のどちらが多いのか？　出てしまう栄養のほうが多そうだった。

といっても、食べなければ、死んでしまう。堂々めぐりだ。食べなければ死ぬけど、食べるとよけいに死んでしまいそう。この難問にどう対処していいかわからなかった。

通常の病気は、なるべく食べたほうが、回復が早い。しかし、胃腸の病気の場合は、栄養をとるところと、病気のところが、同じ場所だから、困ってしまう。自分を救うために栄養をとることが、自分への攻撃にもなってしまうのだ。

絶食と中心静脈栄養は、この矛盾から私を解放してくれた。

何も飲み食いせずに大腸を休ませることができて、なおかつ栄養もとることができる。

こういうことが可能なのかと、驚いた。

点滴の起源は十七世紀までさかのぼるそうだが、「輸液療法の効果が印象づけられたのは一九二〇年代で、小児科医のMarriottらが小児下痢症に輸液製剤を投与し、死亡率をそれまでの90%から10%にまで低下させたことにより、輸液療法が注目されるようになりました」とのこと（輸液製剤協議会「輸液の歴史」）。

中心静脈栄養が開発されたのは、一九六六〜一九六八年。ずいぶん最近のことだ。まだ五十年くらいしか経っていない。

「食べること」がピタッと止まった

何も食べていないのに、栄養補給ができている。

本来なら、人間にはありえない状態だ。

現生人類が誕生して二十万年。その前の猿人のときから、さらにもっと前から、食べることで栄養補給をしている。食べられなくなったら、お終いだ。生きているからには、ずっと食べている。

そんなにも長いこと食べてきたかと思うと、かえって不思議な気さえする。

それが今、食べずに生きている。

たった五十年くらい前から可能になったことだ。

過去には決してありえなかった状態を、今、自分は体験している。

とまで、そのときに思ったわけではないが、不思議な気持ちになったのはたしかだ。

自分の人生の中でも、ずっと食べ続けてきたのだ。食事を抜くことくらいはあったが、せいぜい一日だ。ほとんどの日は三回ずつ食事をとってきた。

それがピタッと止まった。

「出すこと」は続いた

そうすると、出るほうも止まるかと思ったら、そうはならなかった。

意外と出続けるのだ。

それは、潰瘍ができているせいも大きかっただろう。血液や粘液が出たりするわけで。

しかし、それだけではなく、何も食べなくても、ある程度、便は出るものなのだそうだ。腸自体の細胞の入れ替わりなどによる老廃物や、腸内細菌の死体だけでもかなりの量あるとのこと。食べることはやめられても、出すことはやめられないのだと知った。


これは余談だが、充分に食べることができなくて、栄養失調状態が続くと、下痢になると聞いた。戦後の食糧難のときには、そういう人がよくいたそうだ。

入れられないのに、出る一方になるというのは、どれほどつらいかと、ぞっとした。


では、出すことが止まったら嬉しいかというと、当時の私はそれを願っていたが、実際には、これはまたとんでもないことになる。

後年、私は腸閉塞も経験することになる。そのときのことは、また別に少し書くつもりだ。

餓えから、栄養不足による餓えを引いたもの

絶食は、一か月以上続いた。

最初のうちは、食べずにすむことが、ただありがたかった。

中心静脈栄養だけで完全に栄養がまかなえるわけではないから、多少の飢餓感はつねにあったが、

我慢できないほどではない。ダイエットをしている人程度だと思う。

水分も点滴が二十四時間入ってきているので、それで充分のようで、渇《かわ》きに苦しむこともなかった。

しかし、一週間もすると、なんだかおかしな感じになってきた。

何も口から入っていないのに、栄養は足りているということに、身体自体が戸惑っているような感じがあった。

なにか不一致で、違和感があるのだ。身体のどこかが「?」を発信している。


それから、飢餓感がやってきた。

といっても、通常の飢餓感とは別のものだ。

栄養が足りない飢餓は、生きるか死ぬかなので、とてつもなく強烈だ。

秀吉に包囲されて兵糧攻めをされた鳥取城では、空腹に耐えかねて自分の指を食べた人もいたという。武田泰淳の小説『ひかりごけ』が実際の事件をモデルにしているように、餓えのあまり人間を食べてしまったという例は、世界中にたくさんある。

ひもじさと寒さと恋とくらぶれば　恥ずかしながらひもじさが先
江戸時代の狂歌

そういう強烈な餓えではない。

「餓え」から「栄養不足による餓え」を引いたものだ。

それを引いてしまったら、後に何も残りそうにない。ところが、残るものがあった。

そのことを知ってしまった。


このことを知り、実際に体感したこともあるのは、中心静脈栄養をしたことがある人だけだろう。でなければ、自然にはありえない状態なわけで。

飢餓について調べる実験に参加したかのようだった。

さまざまな部位からの、それぞれの訴えかけ

さて、「餓え」から「栄養不足による餓え」を引くと、何が残るのか?

それはひとつの感覚ではなく、さまざまな部位からの、それぞれの訴えかけだった。


まず、胃。

大腸だけの病気で、胃には問題がなかったので、胃は食べ物を欲しがった。栄養は足りていても、何か手持ちぶさたというように、胃は食べ物を求めていた。丈夫な人間が無理に安静にさせられて、力を持て余して、ベッドから起き上がらずにはいられないというような感じだった。

なお、小腸も問題はなかったわけだが、小腸について何か感じることはなかった。やはり胃は感じやすい臓器であるようだ。

そして、喉《のど》。

何かを飲み込みたいという欲求があった。食べ物でも飲み物でもいい、何か飲み込みたかった。喉を通したかった。

「ああ、何か飲み込みたいなあ」なんて、普通はあまり思わないのではないだろうか。うわばみではあるまいし。でも、そういう欲求を強く感じた。

唾を飲み込んでみても、それではダメだった。もっと、はっきりした手応え（喉応え？）が欲しかった。

さらに、顎《あご》。

何か噛みたかった。犬になったような気がした。実際、よく犬が噛んでいる骨のかたちをしたガムを思い出した。ああいうものを噛んでみたかった。犬がうらやましい気がした。

獲物をおいかけて噛みついたりしない人間にも、こういう獣《けもの》のような気持ちがあるのかと驚いた。

なんといっても強烈だったのが、舌。

何か味がしてほしいのだ。

味がしないことが、絶食の期間が長くなるほど、どんどんこたえてくる。

これは舌だけではなく、舌を中心として、頬の内側も上あごも舌の下も、ともかく口腔内全部が、何か味を求めている。

おいしい味とか、そういうことではなく、なんでもいいから味がしてほしいのだ。味だけの餓え。

これらは、総体としてひとつの餓えの感覚となるのではなく、個別に訴えかけてきた。だから、「おなか減ったなあ」というふうに思うのではなく、「胃が何か欲しがっている」「何か飲み込みたい」「何か噛みたい」「何か口の中で味がしてほしい」と、順繰りに、あるいは同時に思うのだ。

それはなかなか混乱するもので、居酒屋で複数の客から同時にたくさんの注文をされた新米店員のような感じだった。

食事なんて錠剤になればいいと思っていたが……

私はもともと、食に関心の薄いほうだった。

食べることが面倒くさかった。その分の時間、別のことをしているほうが有意義だと思っていた。日に三度も、食事に時間をとられ、汚れた歯を磨き、トイレに行き、なんて時間の無駄なんだと嘆いていた。

食事なんて栄養補給なんだから、錠剤になればいいのにと思っていた。それなら、ゴクンで食事は終わり。どんなに労力と時間の節約になるか。

食べること自体が楽しい、味わうことが快感だ、ということはほとんど思わなかった。

中心静脈栄養によって、いわばその願いがかなったのだった。

しかし、管《くだ》が胸にささってしまっているわけで、こんな夢のかない方では、W・W・ジェイコブズの短編小説『猿の手』みたいで（猿の手が願いをかなえてくれるが、かなえ方が悲惨で受け入れがたいというお話）、もちろん嬉しくない。

しかし、もし管が刺さっていなくて、本当に錠剤で食事がすむようになったとしても、それは耐えがたいものであることを、私は思い知らされることになった。

それくらい、栄養不足以外の餓えも、なかなか耐えがたいものがあった。

栄養不足の飢餓を「激痛」とすると、「かゆみ」くらいのものなのだろうが、かゆみというのも、なかなか耐えがたいように。

コンニャクのおじいさん

「何か噛みたい」という欲求で思い出すのは、コンニャクのおじいさんである。病院の六人部屋でしばらくいっしょだった。

何の病気だったのかわからないが、食事制限がかなりあるようだった。

いつも「コンニャクが食べたいねえ」と話しかけてきた。

コンニャクというのは消化がよくなくて、栄養価が低い。病人の食べものとしては適していない（健康な人にとっては、腸の掃除になっていいようだ）。おじいさんも禁止されているようだった。

絶食している私もきっとコンニャクが食べたいにちがいないと思って、おじいさんは話しかけてくるのだが、私はちっとも食べたくなかった。

もともと好きでも嫌いでもないし、げっそり痩《や》せて、栄養をとらないといけない私としては、まるで魅力を感じられなかった。まだ絶食の初期で、嚙みたい欲求もなかった。

「コンニャクが食べたいねえ」とおじいさんに言われるたびに、「コンニャクは栄養がないから、もっと栄養のあるものを食べたほうがいいですよ」と答えていた。

おじいさんも、げっそり痩せていた。コンニャクを食べている場合ではないと思った。酸っぱいブドウだと言ってあげることで、おじいさんをなぐさめているつもりでもあった。

ところがある日、いつものようにそう答えると、「でも、コンニャクを食べたいよねえ」とまだ押してくるのだ。

「いやいや、だから、栄養がないし……」とこっちもくり返しかけると、突然、「おまえにわかるか！　わしはコンニャクが食べたいんだ！」とおじいさんが激した。

驚いた。声を荒げるような人ではないのだ。それはそれはやさしい、おだやかな人なのだ。親友の借金の保証人になったせいで、後半生はその返済に追われ、親戚や知人も遠ざかっていき、奥さん以外のお見舞客もなく、それでもニコニコとしているような人なのだ。

その人が、たかがコンニャクで、仲良くしていた私を怒鳴りつけた。絶食している人間に対してまで、「おまえにわかるか！」と言った。

そのことに私は胸を打たれた。「ああ、そんなにも食べたかったのか！」と思った。

おじいさんはすぐに、「ごめんごめん。年をとると怒りっぽくなって」などと言って、怒りで赤くした顔を、無理に笑顔にした。

私も「いえ」などと、そんな返事しかできなかったが、内心では深く反省していた。これは本当にいけなかったと。栄養価とか、オレは何を言ってるんだと。

たかがコンニャクだ。でも、たかがコンニャクだからこそ、悲しみが深いのだ。

その後、噛みたい欲求にさいなまれるようになって、コンニャクへの渇望をより理解できるようになった。

もう一度、おじいさんが「コンニャクが食べたいねえ」と話しかけてきてくれたら、「そうですね、食べたいですね！」と答えようと思っていた。

しかし、その後もいろいろ話はしたが、二度と「コンニャクが食べたいねえ」と言ってくれることはなかった。

今でもこのときのことは反省している。こんなに反省していることはないほどだ。

バナナ味の歯磨き

当時、「何も食べないのなら、歯を磨く必要もないだろう」と間違ったことを思っていた。なので、ずっと歯を磨いていなかった。

ベッドから起き上がると、トイレに行きたくなってしまうのだ。洗面所に立っていたりすると、なおさらだった。トイレに行けば、大腸にダメージを与えてしまう。身体全体としても、げっそりしてしまう。だから、歯を磨くだけでもこわかった。

しかし、「バナナ味とかの歯磨き粉を使ってみたら？」とアドバイスしてくれた人がいて、「なるほど！」と思った。それなら、何か味がしてほしいという舌の欲求にだけは応えることができる。

ところが、トイレに行くリスクまでおかして挑戦したのに、これはまったくダメだった。

不自然なバナナの味は、とても不快で、歯を磨く間、我慢することさえ無理だった。

「どんな味でも、味さえすればいい」という思いだったのに、こういう結果に終わって、自分でも不思議だった。

しかし、後から考えてみると、これはきっと、すでに舌が敏感になっていたのだと思う。


長く絶食して、何も味わわずにいると、舌は鈍感《どんかん》になるだろうと思っていた。使わないでいると、すぐに筋肉が衰《おとろ》えてしまうように。

ところが、不思議なことに、舌は逆だった。

味がしないとはいえ、口の中の、たとえば唾液などを味わっているせいかもしれない。ほとんどしない味を、なんとか感じようと、より鋭敏になるのか。

ともかく、絶食すると、舌がものすごく過敏になるのだ。

それを知ったのは、絶食が終わって、初めて口に食べ物を入れたときだった。

口の中で爆発が起きた！

正確には何日目だったか、もう覚えていないが、一か月以上は確実に続いた絶食が、ついに終了ということになった。

まだ病状が安定したわけではなかったが、大腸の絶対安静は解かれたわけだ。

もちろん、いきなり普通の食事はできない。

健康な人だって、絶食の後は、重湯とかからゆっくり始めないと、大変なことになる。先の秀吉の鳥取城の兵糧攻めのときも、落城後、ようやく食べ物を与えられて、勢いよく食べてしまったせいで、せっかく生き残った兵の半数が死亡したらしい。

私の場合は、大腸に潰瘍があるわけで、なおさらだ。


まず最初は、ヨーグルトを食べていいということになった。

もちろん、ごく少量、ひとさじくらい。

その頃はまだ生きていた父が、病院の売店にはいいヨーグルトがないからと、知らない土地でかなり歩き回って、質のいいヨーグルトを探してきてくれた。

ふたを開けて、ひとさじすくった。

口に食べ物を入れるのは久しぶりだ。緊張した。うまく食べられるだろうかというような、不思議な心配さえ少しした。

おそるおそる口に入れた。


すると、そのとたん、口の中で爆発が起きた！

これは今でもよく覚えている。

まさに爆発としか言いようがなかった。自分でも、一瞬、何が起きたのかわからなかった。

味の爆発だ。おいしいとか、そういうなまやさしいものではなく、とんでもなく強烈に味がしたのだ。

そばにいた両親が、思わず立ちあがっていたから、私は何か異変を起こした感じに見えたのだと思う。

安心させるために、ようやく「おいしい」とだけ言うと、両親はほっとして笑い出した。泣き笑いだった。

二十歳の息子が、ようやくヨーグルトとひとさじ食べて、大感動しているのだから、なさけない限りだが、このときのことは、後でもよく両親が口にしていた。「あのときは、本当においしそうだったねえ」と。

絶食後は何を食べても大喜びだと思ったら……

ところが、その後、おかゆが始まったときに、まずくて食べるのが苦痛だった。

これにもまた驚いた。餓えていて、ようやく食べられるようになったのだから、うまいとかまずいとか、そんな贅沢《ぜいたく》を言うとは、夢にも思っていなかった。

自分で自分に「食べられるだけでもありがたいと思え！」と心の中で説教したくらいだ。

食べるのに合わせて、点滴の栄養の量も減っていた。なので、通常の餓えもあるはずで、そんなときに、おかゆがおいしくないはずがなかった。

ところが、まずい。残したくてしかたなかったくらいだ。我慢して飲み込んだが、味わうことが、とにかく苦痛だった。

おかゆは、米と水が大切だというが、これは本当にそうだ。それ次第で、おかゆというのは、最もおいしい食べ物にもなり、最もまずい食べ物にもなる。シンプルで、味のごまかしようがない。

ようするに、舌がとても敏感になっていたのだ。

このとき以来、ものの味がとてもよくわかるようになった。

以前は、野菜は好きではなかったのに、野菜のおいしさがわかるようになった。それも、ドレッシングなどをかけると、逆に食べられなくなる。そのままで食べるほうが、ずっと複雑な味がしておいしい。

私にとっておいしいとは、味覚刺激が複雑であるということで、そこにさらに「驚き」があるということだ。

驚きというのは、素材の品質のよさによってもたらされることが多い。

そして、まずさに弱くなってしまった。濃くて単純な味付け、素材がよくない、そういうことを苦しみと感じるようになった。

添加物がたくさん入っていたりすると、とても食べられない。身体のためを思ってということ以前に、舌が受け付けない。

とにかく薄味で、新鮮で質のいい食べ物を好み、そうでないと苦痛を感じるというのは、今でもある程度、続いている。

これは今の世の中では、そうとうに不便なことだ。食べられるものが、かなり限定される。

だから、父が質のいいヨーグルトを探してきてくれたことは、とてもありがたいことだった。でなければ、いきなり「まずい！」という爆発だったかもしれない。

このことは、今でも感謝している。

本当の飢餓と特殊な飢餓

戦後の食糧難で飢餓を経験した人は、どうしても食に執着してしまうという話をよく聞く。たとえば、食べ物を残すことができなかったり、好き嫌いをする人が許せなかったり。

数年前のことだが、脚本家で小説家の山田太一が、タル・ベーラ監督の映画『ニーチェの馬』を酷評していると耳にして、そのエッセイが載っている雑誌を探して読んだことがある。

タル・ベーラの『ニーチェの馬』といえば、当時、アート映画の名作として誰もが絶賛していた。けなすことは、『裸の王様』の子どもでも難しい感じだった。いったい、どう批判しているのか？

読んでみて驚いた。映画に出てくる貧しい一家が、ジャガイモの皮などを食べ残すのが許せないというのだった。

「そんなところ？　そんなの映画全体のデキとは関係ないでしょ」と思う人も多いかもしれない。

しかし、山田太一は、小学校後期から中学校時代に食糧難を体験している。


こんなことは絶対にない。一回の食事がジャガイモ一個だったら、絶対に皮などむかない。残さない。捨てない。戦後の食糧難で、薩摩芋一、二本の食事を日常に経験した私はそのシーンの非現実に声をあげそうになり、今だに、なぜ皮をむくのか、なぜ残したのか、と無念でならない。

山田太一（「ニーチェとジャガイモ」『夕暮れの時間に』河出文庫）

これこそが体験者の実感だろう。

私はこれを読んで、とても感動してしまった。

私も食べることで苦労したので、戦後に食べることで苦労した人たちに、とても親近感を覚える。もちろん、むこうでは、私にはまったく親近感を覚えないと思う。

というのも、私が経験したのは、本当の飢餓ではなく、特殊な飢餓なので、そのせいで生じたこだわりも、当然ちがっている。

私は、彼らが嫌悪するところの、美食家になってしまった。

日本マクドナルドの創業者、藤田田《でん》氏は「人間は十二歳までに食べてきたものを一生食べ続ける」と言ったらしいが、私の場合は、病前と病後では、好きな味がまるで変わってしまった。

前にも書いたように、私は食にまったく関心がないほうだったので、まさか食について、うまいとかまずいとか、いろいろ言う人間になるとは、思ってもみなかった。

といっても、究極の味を求めて探求するとか、普通の味ではものたりなくてゲテモノにまで手を伸ばすとか、そういう美食家とはちがう。

素材のよさにこだわり、それをなるべく薄味で食べたいという、過敏舌の美食家だ。普通の美食家を、オシャレなファッションにこだわる人とすると、私の場合は、敏感肌なので、着る服の素材にこだわらざるをえないという感じだ。

これはとても暮らしにくい。

水の流れになんとも言えない感動と快感が……

敏感肌というのは、あくまで譬《たと》えだが、しかし私は、舌だけではなく、じつは触感に関しても、うるさい人間になってしまった。

それには二つの理由がある。

一つ目は、ずっと後になって手術をしたときのことだが、当然、しばらくお風呂に入れなかった。まず最初に許されるのが、髪を洗うことだ。

自分ではできないので、看護師さんがやってくれる。理髪店方式で、頭を下げて前に突き出し、看護師さんがシャンプーをして、後ろ頭からお湯をかけてくれる。

ただそれだけのことなのだが、これがとても感動的なのだ。頭を洗って、これほど感動するとは思わなかった。

看護師さんが、「不思議とみんな、感動するのよね〜」と言っていたから、私だけではない。

頭を流れて行く、水の流れのひと筋ひと筋を感じるのだ。そんなたくさんの流れをすべて感じられるはずはないのだが、感じているような気がする。それがもうたまらなく気持ちいい。悶絶するような快感ではなく、何か浄化されるような快感。

意識が極度に、水の肌ざわりに向けられるからではないかと思う。

この体験をして以来、私はシャワーを浴びるときなどに、少し意識しさえすれば、全身で水の流れを感じて、感動することができる。

考え事をしながら、お風呂に入ったりすると、「ああ、もったいなかった！」と、あわてて意識を水に向けたりする。

何日かお風呂に入らなかったりすると、この快感はより高まる。そのため、わざと入らないようにしてしまうときもある。その点では、悪い癖がついてしまったとも言える。

でも、これは手術で得られた、嬉しいことの大きなひとつだ。

今、私は宮古島という沖縄の離島に住んでいる。

海がとてもきれいで、おだやかで、シュノーケリングに適している。私はシュノーケルを口にくわえたまま、海の上に浮かび、少しずつ全身から力を抜いていって、完全脱力するのが好きだ。

そうすると、鏡のようにないでいる海でも、意外に細かい複雑な流れがあることがわかる。それによって、全身がタコのように、ぐにゃんぐにゃんに動かされる。これは少しでも身体に力が入っていると、そうはならない。だから、少し修練《しゅうれん》が必要。

この波に翻弄《ほんろう》されるのが、たまらなく気持ちいいのだ。日射しが強いので、全身をラッシュガードでおおっている。それでも、水の流れを皮膚で感じることができる。

水が肌をなでていく。複雑に、多様に、幾筋も幾筋も数え切れないほど。それを全身で感じる。とても感じきれないほどの触感。

私は、泳ぐというより、こうしてぷかぷか浮かぶために海に行く。下には魚たちの世界がある。透明度が高いので、まるで空を飛んでいるようだ。病人として日常には不自由があるが、泳いでいるときは自由だ。空を飛び、全身に水の流れを感じ、完全脱力する。

痛い目にあった人間ほど、やさしい肌ざわりを求める

もう一つの理由は、病院でいろいろ痛い目にあったからだと思う。

病院では、医師や看護師が、日々、自分の身体にさわってくる。それは、診断や治療や看護のためだから、基本的には「やさしい手」なのだが、医療というのはしばしば痛みや苦しみをともなう。なので、たくさんの手が伸びてきて、自分を痛い目にあわせるというイメージにもなってしまいやすい。もう痛い目はたくさんだという思いがある。だから、やさしい触感というものに弱くなる。

普通の人は、洋服を選ぶときには、いちばん大切なのは、見た目だろう。色とか形とか、デザイン的な要素。

でも、私がいちばん気にするのは、手ざわりだ。洋服を選ぶときには、まずさわってみる。親指と人差し指の腹ではさんで、感触をたしかめる。服の中に手を入れてみて、手の全体で感触をたしかめる。肌ざわりのいい、肌に快感を与えてくれる服こそ、私にとってのいい服だ。

暴飲暴食へのあこがれ

では、質のいいものを食べ、肌ざわりのいい洋服を着ることが理想かというと、たしかにその通りなのだが、夢見るのは、正反対のことだ。

人は、自分にはできないことにあこがれるものだから。

『変身』などを書いた小説家のフランツ・カフカは、健康のために食事にとても気をつけていて、自主的に極端な摂生をしていた。そのカフカが夢見るのは、次のようなことだ。

> 胃が丈夫だと感じさえすればいつでも、
> ムチャな食べ方をする自分を想像したくなる。
> 古く硬いソーセージを噛みちぎり、機械のように咀嚼《そしゃく》し、がむしゃらに飲み込む。
> 厚いあばら肉を噛まずに口の中に押し込む。
> ぼくは不潔な食料品店を完全に空っぽにしてしまう。
> 鰊やキュウリや、痛んで古くなって舌にピリッとくる食べ物で、腹をいっぱいにする。
>
> カフカ（『絶望名人カフカの人生論』拙訳、新潮文庫）

私の密かな願望もまさにこれだ。

ジャンクフードなどをむさぼり食いたい。それができる人がうらやましい。

健康食なんてくだらないという人がいるが、そういう贅沢なことを、私も言ってみたいのだ。

以前、飛行機に乗ったとき、隣《となり》にすわったおじさんが、離陸前に牛肉弁当を食べ出した。飛行機がゆっくり滑走路に移動しているときだ。離陸となれば、弁当は食べていられなくなる。こんなときに食べ出して、困ったことにならないかと思った。たっぷりお米の詰まった上に、脂光りした焼き肉が全面に敷き詰めてあるという、かなりのボリュームの弁当だ。

ところが、そのおじさんは、ほとんど噛まずに、ひと箸ひと箸、ぎゅっぎゅっと口に押し込んでいく。無理に急いでいるわけではなく、ごく自然なテンポで、いつもそういう食べ方のようだ。二分くらいで弁当を食べ終わり、離陸のときにはもう寝ていた。

なんてすごいおじさんなんだと、あこがれの目で見てしまった。

服に関してもそうだ。

どの巻かはわからなくなってしまったが、たしか『上京アフロ田中』（のりつけ雅春、小学館）というマンガで、主人公の田中の会社の寮に新しく入った若い男が、「パジャマは着心地で選ぶ」と言って、田中はすごくびっくりする。「着心地のことなんか、考えたこともなかった！」と。

これを読んで、私も逆にびっくりしてしまった。「着心地のことを考えない人がいるのか！」と。

でも、よく考えてみると、私も病気をするまでは、まったく考えたことがなかった。

いつの間にか、ふとんを四十枚重ねた下の一粒の豆にも気づく、『エンドウ豆の上に寝たお姫さま』（アンデルセンの童話）のような、繊細すぎる人間になってしまっていたのだった。

食べられないことは、食べられないだけではすまない

誰にでも、食べられるものと食べられないものがある。

しかし、私の場合は、その食べられないものが、極端に多くなってしまった。ほとんどの食べものがそちらに分類されてしまった。

食べられない食べ物が増えるということは、それだけ外界に対して拒絶的になってしまうということでもあり、それは現実を受け入れられないということにつながっていく。

次章ではそのことについて書いてみたいと思う。

第3章 食べることは受け入れること

息であれ、食べ物であれ、飲み物であれ、薬であれ、
口の中に入ってくるものはすべて、
彼にとっては毒であり、肉体への脅威《きょうい》だった。
栄養はとりたかったが、
それは彼が無害だと信じられるものでなければならなかった。
毒と危険を自分の身体から遠ざけようと、彼は懸命だった。

エリアス・カネッティ（『もう一つの審判――カフカの「フェリーツェへの手紙」』拙訳）

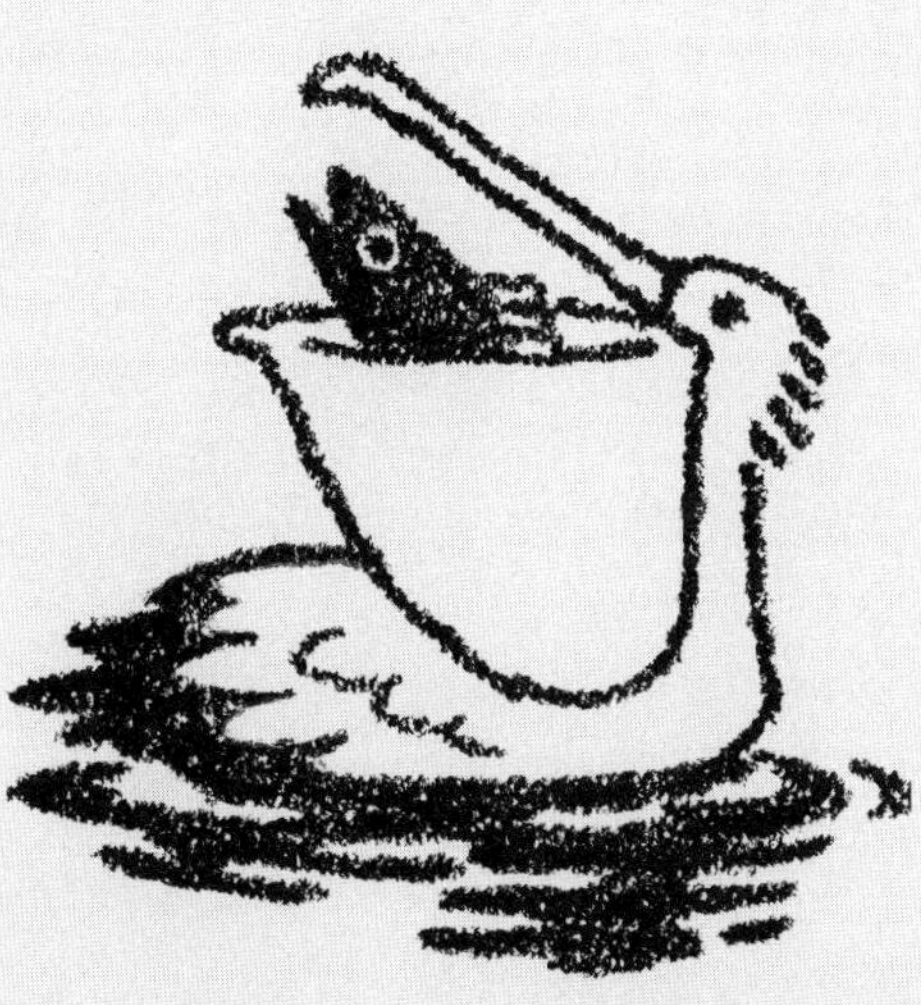

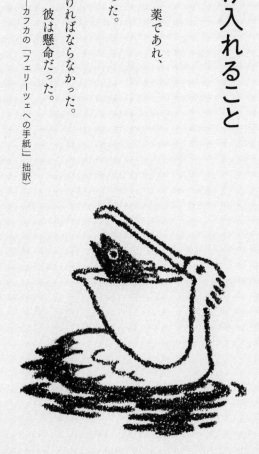

たき火のような病気

たき火というのは、すっかり火が消えたように見えても、じつはまだ火力が残っていて、また燃え上がることがある。山火事の原因などにもなる。

潰瘍性大腸炎という病気にも、似たところがある。

難病というのは、治らない病気なわけだが、この病気は、うまくいくと、いったんキレイに治る。大腸の炎症は消え、症状もなくなる。普通の人と変わらなくなる。寛解期《かんかいき》と呼ばれる。

しかし、だからといって、以前のような普通の食事をとることは難しい。

なぜなら、食事に気をつけないと、再燃《さいねん》してしまうからだ。

再燃というのは、また炎症が起きてしまうこと（この病気では、再発とは呼ばずに再燃と呼ぶ。いったん治っている時期も、本当には治っているわけではないからだ）。

消えたかに見えた、たき火が、また燃え上がるわけだ。

以前にも書いたように、この寛解と再燃をくり返すのが、この病気の一般的なパターン。

そして、寛解期をいかに長く維持するか（いかに再燃させないようにするか）、ということが患者にとって目標となる。

寛解期をどれくらい長く維持できるかは、まったく人による。食事に気をつけなくても、寛解期が十年も続いたなんて人もいる。一方で、どんなに食事に気をつけても、すぐに再燃してしまう人もいる。そういう個人差はどうしようもない。努力して変えられるものでもない。

ただ、食事に気をつければ、それだけ再燃の可能性を低くできるのは間違いない——という言い方は正確ではないかもしれない。食事に気をつけないと、再燃の可能性を高めると言ったほうがいいだろう（いくら食事に気をつけても、再燃の可能性を完全になくすことはできない）。

再燃すると、本当にガッカリする。副作用の強い薬（プレドニン）を、またたくさん使わないといけない。なんとか再燃したくないというのが、患者の強い願いとなる。

たき火がまた燃え上がって、山火事になってしまわないよう、なかなかそばを離れることができず、ずっと心配し続けているというのが、この病気になった人間の心境だ。

食べられるものと食べられないものの新たな線引き

寛解期が近づくと、薬も減ってきて、もうじき退院ということになる。

その前に、管理栄養士さんからの食事指導があった。

最初の病院で受けた指導は、かなり厳格だった。

まず、乳製品はいっさいダメと言われた。潰瘍性大腸炎にはよくないという研究があるとのことだった。絶食後に初めて食べて感動したのがヨーグルトだったのに、いったいどうなっているんだと思った。

次に、脂肪はなるべくとらないほうがいいと言われた。霜降り肉などはとんでもないことで、脂肪の少ないササミや白身魚にするように言われた。牛肉、豚肉、ササミ以外の鶏肉、マグロやブリなどの脂ののった魚は、すべて「避けたほうがいい食べ物」に分類されてしまった。

繊維のきつい野菜もとらないほうがいいと言われた。ゴボウとかレンコンとかタケノコとか。食べていいのは、ほうれん草の葉先とか、やわらかいものだけ。

キノコ類はすべて不可。

イカやタコも、不消化だからよくないと言われた。


そうやって、バッサバッサと、大ナタがふるわれるのである。

私のほうは当初、たんに「なるべくやわらかいものを」とか「よく嚙んで」とか、そんなレベルだと思っていた。こんなふうに「乳製品はダメ」とか、あるジャンルをまとめて否定されたりするとは思っていなかった。覚悟が足りなかった。

たくさんある食べ物が、どんどん「食べないほうがいいもの」に分類されていく。あれもか、これもかと、これまで親しんできた家の中の家具に、どんどん差し押さえの紙が貼られていくのを、どうしようもなく見ているしかない人のようだった。


刺激物もダメだと言われた。コショウやトウガラシというレベルはもちろん、コーヒーや紅茶もよくない。アルコールはもちろん厳禁。甘い物もやめておいたほうがいいと言われた。大好きなチョコレートも刺激物に入るとのことだった。

お腹の中に傷があるわけで、そこにしみるものはダメということなのだろうか。たしかに、お腹の中で因幡の白ウサギのようなことが起きては困る。

ともかく、嗜好品《しこうひん》は全滅だ。

果物も、イチゴのように種《たね》が取り除けないものはダメ（イチゴの表面に種がついていることを、不覚にもこのときまで意識したことがなかった）。

種が取り除けるものも、刺激の強いものはダメ。酸味が強いとか、甘味が強いとか。

バナナも、じつは繊維が豊富なのでよくないということだった。

そうなると、残るフルーツがあるのかないのか、よくわからなかった。

こうして、一時間くらいの食事指導の間に、私の食大陸はほとんどが他国の領土となってしまい、残された我が領土は、驚くほどわずかなものだった。

たったこれだけで生きていけるのだろうか？　国王は、失ったものの大きさによろめいて、ベッドに倒れた。

「食べる喜び」と「再燃のつらさ」をはかりにかけると

次に再燃したときには、別の病院に入院することになったのだが、その病院での食事指導は、もう少しゆるかった。

いちばん驚いたのは、乳製品を食べてもいいということだった。「乳製品はよくないというのは、もう古い研究で、今では関係ないと言われている」とのことだった。そんなにころころ変わるものなのかと、進歩に感心するというよりも、手のひらを返されたような気分だった。

もちろん、乳製品を食べられるのは嬉しいことだったが、少しでも乳製品の入っているものは頑張って避けていたので（気をつけて成分のところを見てみると、じつにいろんなものに少しは乳製品が入っているのだ。カマボコやコンソメなど、かなり意外なものにまで）、今までの努力が簡単に無になってしまうことに、少し抵抗があった。

その後も、いろんな病院で入退院をくり返すことになるのだが、その都度、食事指導はゆるくなっていった。

乳製品以外は、研究結果が変わったからということではなく、あんまり制限すると「クオリティー・オブ・ライフ（生活の質）」が低下しすぎるからということだった。

つまり、どんなに厳格に制限しても、再燃は起きる。だったら、ある程度、食べたいものを食べて、それで再燃してもしかたないとするほうが、生活全体の質、人生の満足度は上がるのではないか、というわけだ。

「食べる喜び」と「再燃のつらさ」を天秤にかけて、バランスをとる。

これは難しいことだった。人によって、どちらを重視するかもちがってくる。

なので、食事指導は、いちおうどういうものがよくないかを教えて、あとは各自の判断にまかせるという方向になっていった。

管理栄養士さんによっても、言うことがちがっていた。「ある程度、好きなものを食べないと、生きている意味がないでしょ」と言う人もいれば、「再燃はつらいから、それくらいなら食べるものに気をつけたほうがいいでしょ」と言う人もいた。

お酒が好きな医師は、肝臓の数値に問題のある人にも「まあ、少しくらいは飲んでもいいでしょう」と言い、お酒を飲まない医師は「お酒は一滴もダメです」と言うようなものだ。

カロリーのないものでカロリーをとらなければならない

ただ、基本方針は一定していた。

それは「高タンパク、高ミネラル、高ビタミン、高カロリー、低脂肪、低残渣《ていざんさ》」ということだった。

潰瘍性大腸炎では、大腸からタンパク質が流れ出てしまうし、腸管の修復のためにもタンパク質が必要なので、高タンパクの食事が求められる。だから、メインはタンパク質。

それだけに、乳製品を全面的に禁止されると、きつかった。

ビタミンやミネラルも不足するので、果物や野菜をとったほうがいいのだけれど、先に書いたように、果物がなかなか難しく、野菜も繊維がよくないので、食べられるものが限られた。

カロリーは、なにしろ下痢して弱っているわけで、高カロリーなものを食べるほどよかった。病気でカロリー制限している人や、ダイエットをしている人などからすれば、うらやましい話だろう。カロリーは取り放題なのだ。

しかし、これがじつはたいてい、次の「低脂肪」に抵触する。たとえば、バターは高カロリーだが、これは脂肪のかたまりで、食べることができない。カロリーの高いものというのは、多くの場合、脂質が多い。

肉を切り取ってもいいが血を流してはならないという難題をふっかけられた、シェイクスピアの『ベニスの商人』を思い出したりした。

脂肪をとらないほうがいいのは、脂というのは下痢を引き起こしやすいからだ。便秘のときには、ヒマシ油を飲んだほうがいいくらいで、かなり効き目がある。

また、動物性の脂は、炎症を悪化させる作用があるらしい。

ただ、魚の脂は逆に、炎症を抑える効果があるとのことで、これは食べたほうがいいのだが、お腹がゆるくなってしまうので、これまた良い効果と良くない効果がぶつかり合う。

健康にいい食物繊維が、健康によくない

「低残渣《ていざんさ》」というのは、聞いたことがない人も多いだろう。

消化した後に残るカスが少ないということだ。

大腸というのは、胃や小腸で食べ物を消化吸収した後の、カスをためておく場所だ（厳密にはそう単純ではないだろうけど、大ざっぱに言うと）。

大腸に炎症が起きる病気なわけで、大腸になるべく刺激がないほうがいい。カスがないほどいいわけだ。

カスの代表選手が、食物繊維だ。これが最もよくない。

「食物繊維は健康にいい」ということは、たいていの人の頭に入っているだろう。

それは決して間違いではなく、健康な人にとっては、食物繊維をたくさんとって、大腸の掃除をするのはいいことだ。

しかし、腸に炎症が起きやすい者にとっては、真逆になる。

健康な人にとっては、乾布摩擦はとても健康にいいけれど、肌に炎症がある人にとっては、乾布摩擦なんかしたら大変なことになる。それと同じことだ。

同じことでも、健康によかったり、健康によくなかったりする。


この「低残渣」というのが、かなり難しい。ゴミを出さない生活が難しいように、カスの残らない食べ物というのもなかなかない。

ジュースのようなものでも、じつは水溶性の食物繊維がたっぷり入っていたりする。

しかも、今は「健康のために」と、いろんな食品にわざわざ食物繊維が足してある。

低残渣食をしなければならない人間にとっては、今はなかなか暮らしにくい世の中だ。


入退院をくり返している頃は、外食することはめったになかったが、それでも寛解期が続いてかなり調子のいいときには、人と外で会うこともあった。

そうすると、相手は気をつかってくれて、「健康食」のお店を選んでくれる。

たしかに、私の過敏になった舌には、そういうお店が嬉しい。

しかし、大問題がある。健康食のお店というのは、ご飯は玄米、パンは全粒粉、そして他は野菜が中心だ。しかも、野菜もなるべく生で、やわらかく煮すぎたりはしない。

つまり、食物繊維だらけなのである。どっちを向いても敵ばかり。四面楚歌《しめんそか》だ。

しかし、「このお店ならいいでしょう」という顔をしている相手に、「このお店には食べられるものが何もない」とは言えない。

これにはずいぶん困ったものだ。


今は、手術をして、かなりなんでも食べられるようになっている。健康食のお店でも大丈夫だし、他の普通のお店でも大丈夫になった。

だから人とも会いやすいが、当時は人と会うことが、「食べられない」ということによって、とても困難だった。「会う」と「食べる」は、ぜんぜん別のことで、頭で考えれば、食べずに会えばいいわけだが、これがそうはいかない（このことについては、次にまるまる一章を使って書きたいと思っている）。

既知の食べ物が、未知の食べ物に

さて、「高タンパク、高ミネラル、高ビタミン、高カロリー、低脂肪、低残渣《ていざんさ》」という大方針のもと、「クオリティー・オブ・ライフ」と「再燃のリスク」とを天秤にかけて、自分で食生活を決めていかなければならなかった。

どうやって決めていくかというと、これはもうひとつひとつ、食べて試すしかない。

病院で指導は受けているし、代表的な食べ物についても「これはいい、これはよくない」と聞いている。しかし、すべての食品について、いちいち聞いているわけではない。

どの食品にどれくらい、タンパク質やミネラル、ビタミン、カロリー、脂質、残渣があるのか、なかなかわからない。『食品成分表』という本を買ってみたりしたが、ちまちまとそれぞれちがうものを暗記するのも難しい。

それに個人差もある。他の同病者に聞いて、大丈夫だったというものが、自分にはダメだったりする。


つまりは、自分で食べて試してみるしかないのである。

しかし、食べてみて、よくなかった場合には、再燃のリスクがあり、とても危険だ。

お年寄りといっしょに野草や山菜などを取りに行くと、素人目には同じように見えるのに、ある野草は食べられて、ある野草は食べられなかったりする。あるキノコは栄養たっぷりでおいしく、あるキノコは毒があったりする。

それがぜんぜんわからない若造が、山の中に放り出されて、これからはこれらの野草や山菜を食べて生きていけ、と言われたようなものだった。おそるおそる、ひとつひとつ試してみるしかない。見たとたんに毒キノコかどうか区別がつくお年寄りのようなベテランに、早くなりたかった。

病気のベテランというのは、なりたいものではなかったが。

豆腐と半熟卵とササミの日々

そういう中にあって、なんとも嬉しい食べ物が豆腐だった。

タンパク質のかたまりであり、しかも、これほど理想的な低残渣食品はなかなかない。

原材料の大豆には繊維がたっぷりあるが、そこから繊維を取り除いたものが豆腐だ。残った繊維のかたまりがオカラだ。豆腐の何倍も残る。

健康な人は、食物繊維たっぷりのオカラを食べればいい。

低残渣食が必要なこちらは、豆腐を食べればいい。

ムダがなく、棲《す》み分けができて、素晴らしいとしか言いようがない。


明治維新で活躍した大村益次郎《おおむらますじろう》（医師で兵学者）に、こんなエピソードがあるそうだ。

大村益次郎から兵学を教わった門人が、戦場で活躍して戻ってきて、どんなご馳走で祝ってくれるのかと思ったら、豆腐が二丁きり。

さすがにむっとして箸《はし》をつけなかったら、大村益次郎は激怒し、

「豆腐を愚弄《ぐろう》する者は、ついに国家を滅ぼす」

これは決して、質素な食生活が大切とか言っているのではなく、大村益次郎は豆腐が大好きで、日頃から豆腐ばかり食べていたというだけのこと。

このエピソードで私は大村益次郎が大好きになってしまった。それほど、豆腐というのは、私にとってありがたい食品だった。

半熟卵もよかった。

生は消化が悪く、ゆで卵も消化がよくない。ゆで卵を消化するのに必要なカロリーは、ゆで卵で得られるカロリーより多いそうで、ゆで卵ダイエットがあったほど。カロリー面でもよろしくない。半熟卵だけは、消化がよく、栄養豊富。タンパク質を中心に、ビタミンも豊富。うれしい食品だ。肉の中では、なんといってもササミだった。タンパク質のかたまりで、脂肪がほとんどない。

ただ、調理に気をつけないと、かたくなってしまう。かたいと消化によくない。

けっきょく私が行き着いたのは、豆腐と半熟卵とササミだった。食事のメインはいつもこれらのうちのどれかで、この三つをぐるぐると回していた。


ビタミンやミネラルを補給するために、果物や野菜もとったほうがいいのだが、果物がなかなか難しく、野菜は裏ごしをして繊維を取り除いたほうがよかった。

この野菜の裏ごしというのが、なかなかの重労働。想像以上に大変で、汗をかく仕事だ。あきらかに、摂取するカロリーより、多くのカロリーを失う。裏ごしダイエットというのがあってもいいかもしれない。

しかも、裏ごしをすると、びっくりするほど少ししか残らない。あれだけ頑張ってこれかと、低賃金の労働で愕然《がくぜん》とする人のような気持ちになる。

こういう食生活では、不足する栄養分も出てくるので、補助として、経口栄養剤「エレンタール」というものも飲んだ。

エレンタールというのは、袋に入った粉で、これをお湯で溶いて飲む。

バランスのいい栄養を簡単にとることができて、とてもありがたいのだが、そうおいしいというわけにはいかない。そんなにまずいわけでもないが、吐きそうになって無理という人もいた。やはり薬くさい感じがあるからだろう。

ただ、甘いので、スイーツ類をいっさい食べられない身としては、その甘さが嬉しくもあった。

苦しくなってくるのは噛み心地

私は十三年間、ずっと「豆腐と半熟卵とササミの日々」だった。

同じものばかりを十三年間も食べ続けるとどうなるか?

予想されるのは、味に嫌気がさすということだろう。

戦時中の食糧難で、イモばかり食べた人や、カボチャばかり食べた人の中には、イモやカボチャが大嫌いになった人が少なくない。

飢えていてさえ、同じものばかり食べていると、嫌気がさすのだ。同じものばかり食べて栄養が偏《かたよ》らないように、身体がそういう仕組みになっているのだろう。

私の場合も、味に嫌気がさすということは、もちろんあった。

しかし、それは戦時中のイモやカボチャについて聞く話ほど、激しいものではなかった。栄養のバランスは、エレンタールなどで、ある程度とれていたからかもしれない。

それよりも、つらかったのは「噛み心地に飽きる」ということだった。

それは、やわらかい豆腐や半熟卵ではほとんど起きず、ある程度は噛み応えのあるササミにおいて最も激しかった。

ササミだって、料理法によって、噛み心地はちがってくる。ふんわりしたり、かちかちになったりする。しかし、いずれにしてもササミの噛み心地である。たとえば、皮がパリと焼けた鶏のもも肉なんかとはちがう。

ササミというものの噛み心地に、ほとほと飽きてしまった。

飽きたなんて言うと、贅沢な感じがする。しかし、こういう噛み心地とわかっていて、やっぱりその噛み心地だったときの、なんとも言えない気持ちは、ああっと嘆息が出るほどだった。

ちがう噛み心地のものが食べたいと、心底思った。

これはアゴや歯の欲求だったのだろうが、気持ちも一致していた。

私はじつは今でもササミが苦手だ。いろいろ食べられるようになってからは、一度も口にしていない。

もし食べると、今でもきっと、あのつらい感覚がよみがえってくるのではないかと、こわいからだ。

刑務所を出所した人のビールと焼き鳥

当時は飽食の時代だった。

戦時中のように、どこを見まわしても食べ物がなくて、痩《や》せ細った人たちばかりというほうが、きっともっとおそろしいことなのだろう。

しかし、食べ物が世の中にあふれていて、テレビではいろんなタレントが食べ歩きをしたり、食べ物で遊んだり、CMになってもおいしそうなものが次々と湯気をあげていたりする。太っている人たちがたくさんいて、いかにして痩せるかということが時代の悩みになっていたりする。そういう最中に、がりがりに痩せて、限られたものだけを少量食べて、いつも少し飢えているというのは、これもまた不思議な感じだった。

ひとりで別の時空間に閉じ込められているようだった。

さんざん飲み食いしている人たちがうらやましかったかというと、たしかにうらやましかったが、それはもう手が届かないことなので、しかたないと思っていた。

それよりも、自分に近い人が、そこから解放された瞬間を味わっているほうに、心底うらやましさを感じた。

たとえば、刑務所を出所した人を、うらやましいと思ったことがある。

といっても、映画でそういうシーンを見ただけだ（何の映画かは忘れてしまったが、そのシーンだけはよく覚えている)。

刑務所を出所した人が、焼き鳥屋に入って、「ビール」と注文する。もうそう頼んだだけで、目は見開かれ、全身がわなわなとしている。

あれほど恋い焦《こ》がれていたものが、あっさりと目の前に出てくる。すぐには飲まない。じっと見つめる。泡がはじけている。グラスを握る。冷たい。さらにぐっとグラスを握る。ゆっくりと口元まで持ってくる。においがする。思わずまた、口元から離して、顔の前に持ち上げて、じっくり見つめる。

しかし、ついに飲む。ひと口、ぐびりとやる。のど仏が上下する。きっと、まだ味なんかよくわからないだろう。久しぶりの刺激が、軽い苦痛でさえあるかもしれない。しかし、うまい。なんとも言えず、うまい。少し涙がにじむ。

次に焼き鳥を注文する。場末の店である。安いだけで、うまいというような代物《しろもの》ではない。しかし、うまい。肉がかたければかたいでうまい。ぐにゃぐにゃならぐにゃぐにゃでうまい。噛むと肉汁が口の中にひろがる。焦げ臭いにおいが鼻をつく。何度も何度も噛みしめる。自分が嬉しいんだか、顎《あご》が嬉しいんだかわからない。

またビールをごくりとやる。口の中の焼き鳥の味と混じり、喉の奥に流れ込んでいく。

まあ、ようするに、これがうらやましいわけだ。

出所して、前科者として社会の中に戻されるのは大変につらいことだろう。

治らない病気の場合も、退院しても、病人として社会でやっていかなければならない。これが前科者の苦労と、どちらが大変かはわからない。

しかし、失っていた普通の食生活を取り戻すということは、病人にはできない。これが決定的にちがう。だから、うらやましい。

場末の店でビールと焼き鳥なんて、何がうらやましいんだと思うだろうが、失ってみると、これがうらやましい。普通の人にとっては、たいして嬉しくもないことだろうから、なおさら輝いて見える。

恥ずかしながら、人が嚙み捨てたガムさえ、ついうっとりと見つめてしまったことがある。

高級レストランでワインとフランス料理と聞くよりも、そういうくだらないことのほうが不思議とうらやましかった。

嚙み捨て作戦の失敗

大腸に食べ物のカスが行かなければいいわけで、だったら、口でもぐもぐして、その後、出してしまえばいいのではないかと思った。

それだけでも、ぜんぜん食べないよりは、ずっと満足できるのではないかと。

いったん飲み込んでから吐くという方法は、避けようと思った。それでは胃によくないはずで、連動して大腸にも影響がありそうだったからだ。

ケーキとか和菓子とか、ごく少量ならうっかり飲み込んでも大丈夫なものをたくさん買ってきて、大きなボウルを小脇《こわき》に置いて、思う存分、口で舌で歯で顎《あご》で味わって、汚い話で恐縮だが、ボウルの中に吐き出した。

これはいいと思った。久しぶりのスイーツは、本来食べられないものだけに、とても甘美だった。陶然《とうぜん》とした。


しかし、後がよくなかった。おかしな感じになってしまった。

頭だけがなんだかカッカッする。身体はとても奇妙な感じがする。うまく言えないが、また身体から「?」が発信されている感じなのだ。

口では味がしっかりしたのに、身体の中には何も入ってこないから、信号の不一致で脳や身体が混乱したのかもしれない。

これはまずいことが起きそうだと感じ、数回でやめた。

あとはもうただ摂生《せっせい》の日々だった。

他に頑張れることがないとき、人は頑張りすぎる

やせてキレイになるとかなら、まだプラスの目的があるが、再燃しないための摂生、つまりマイナスを避けるための摂生だから、喜びがない。しかも摂生していても再燃はするのだから、むなしさもある。

それでも頑張った。

なぜ頑張ったかというと、他に頑張れることがなかったからだ。

病気になれば、治すために、自分でも何かしたいと思う。しかし、できることはわずかしかない。

ほとんどは医師頼り、薬頼りだ。

それで治ればそれでもいいが、治らないのだから、なおさら何かしたくなる。

食事に気をつけることはできる。

そうすると、そこで頑張りすぎてしまう。

私はおそらく摂生しすぎだっただろう。

もう少し普通の食事をしてもよかったかもしれない。

しかし、少しでも再燃を先延ばしにしたかったし、そこそこの食べる喜びを味わっていて、再燃の悲しみを味わうよりは、日頃からつらい摂生をしていて、再燃のつらさに移行するほうが、落胆の度合が低くてすむという面もあったのだと思う。


同じ病気の人の中には、再燃の頻度が高くても、私よりずっと普通の食事をしている人もいた。

逆に、もっと厳格な人もいた。

うどんしか食べないというような、あきらかにやりすぎの人もいた。

しかし、「それはやりすぎでは」とは言えなかった。そんなことは当人もよくわかっているのだ。

しかし、やりすぎてしまう。

人は、自分の努力次第でいろんなことが変わるとなると、かえって面倒になって頑張らないものだが、自分の努力ではなんともならないことばかりで、努力で左右できるのはごくわずかしかないとなると、むしろ努力しすぎてしまうものだ。過剰に努力して、かえってマイナスさえ引き起こしてしまうものだ。

食べることがリスクに

ともかく、なるべく食べないほうが病気にはいい。

しかし、食べないと死んでしまうから、少し食べる。

こういうことを長く続けていると、どうなるか？

食べる＝リスクということが、身にしみついてしまうのだ。


私は食べるのがとても遅い。

もともとは食べるのが早いほうだったが、病後はとても遅くなった。

それはよく噛むようにしているからでもある。

しかし、それだけではなく、食べるときに、いちいち安全性を吟味《ぎんみ》しているからだ。

これは食べても大丈夫か？　よく噛めば大丈夫だ。これはもうこれくらいにしておいたほうがいい。これなら、もう少し大丈夫。これはぜんぜん無理！

などとあれこれ考えながら食べている。だから、遅い。

食べるときには、いつも黄色信号が点滅しているのである。

病気をする前とは、大変なちがいだ。

胃が痛くなるとか、お腹をこわすということはほとんどなかったから、何かを口に入れることにためらいを感じたこともほとんどなかった。初めて食べるような変わったものでも、どんどん食べるほうだった。

たまには胃が痛くなったり、お腹をこわすこともあったが、珍しい出来事が起きたことを、むしろ少し面白がっていた。「ピーピーになっちゃったよ」と言って笑ったりしていた。

と書いていて、そういうところからなんて遠いところに来てしまったものかと、あらためて思う。

もしも悪い食べ物をおなかに与えるならば、おなかはあなたを踊らせるためにドラムを叩くでしょう。

アフリカのことわざ（Twitter「アフリカのことわざ」@africakotowaza）

ちょっとでもさわると大きく鳴ってしまうドラムを、少しでも鳴らさないように慎重に生きる。

地面に埋まった地雷を手探りするのとは比べものにならないにしても、いつもびくびくしてしまう。

そういう生活を長く続けていると、だんだんこんな気持ちになってくる。

口にものを入れるなんて、本当はすごいことなのではないのかと。

外のものを、内に入れてしまうのである。よくもそんなおそろしいことができるものだ。どんな未知の危険があるかしれない。

口からおしりまで、未知のものをずーっと通してしまうのだ。

考えてみれば、ずいぶん大胆なことだ。

くし刺し刑というのが世界中にあるが、たいていは尻からさして口に抜けるか、口からさして尻に抜ける。こういう刑があるのは、もともとそこに穴があるという感覚と無縁ではないだろう。

人間には、口から肛門までのトンネルがある。そこを食べ物の電車や車やバイクが通過していく。いいものも悪いものもまきちらしながら。

そんな物騒なものが、身体の中心にあいているのである。

その穴は、外界に通じている。胃腸は外界に通じているのだ。


ゆらゆら帝国というバンドの『空洞です』という曲を聴いたとき、

「俺は空洞」

「バカな子どもがふざけて駆け抜ける」

という歌詞に、ひどくひきつけられた。

もちろん、この空洞というのは、心のむなしさのようなことなのだろうけど、私にはもうそうは聞こえないのだった。

「食べることは危険」という意識の通奏低音

病気ではなくても、そもそも人にとって、食べるという行為は、つねにリスクをともなうことだっただろう。

食べると毒なものは自然界にいくらでもある。何が毒で何が栄養か、見分ける知識と経験が必要だ。

安全なはずのものでも、腐っていたり、寄生虫がいたりすることがある。

「食べることは危険」という意識は、どんな人の心の奥底にも少しはあるはずだ。

現代では、お店に行けば、食べても大丈夫と保証されている食べ物を売っている。賞味期限さえ守れば、まず問題は起きない。

現代人は、食のリスクから解放され、食の楽しみだけを得られるようになった。だからこその、飽食の時代であり、肥満の時代なのだろう。

しかし、今度は、添加物の問題などが出てきている。

本当に安全な食べ物ということになると、今でも入手はかなり大変だ。お金も手間もかかる。

だから、ほとんどの人が、わずかなリスクは考えないようにしている。

多少の毒はとっても、大丈夫ということにしている。

その代わりに、何の不安もなく、なんでも口に入れることができる。これは大変に大きなことだ。

私もそういう一員だったのだが、もはや警戒心抜きに食べることはできなくなってしまった。

食べられないことは、受け入れられないこと

そうすると、その警戒心は、だんだんと他のことにまで広がっていく。

外から内に入れる、すべてのものに。

空気が汚れているのも気になってくる、肌につけるものも気になってくる。

さらに、外の世界全体への警戒心も高まっていく。

危険が強く意識され、受け入れがたくなってくる。

つまり、食べづらさは、生きづらさにつながっていくのだ。


と書くと、あんまり大げさに聞こえるかもしれない。あるいは、摂生のしすぎで精神にきてしまったのではないか、と思われるかもしれない。

実際、自分でも少しそう思った。

しかし、食べることに問題が生じるということは、生きることに問題が生じるということであり、食べられない食べ物が増えるということは、それだけ外界に対して拒絶的になってしまうということであり、食べられないということは、現実を受け入れられないということにつながっていく。


そんなことを思っていたときに出会ったのが、カフカだった。

うまく生きられない人間は、うまく食べることもできない

フランツ・カフカは菜食で、小食で、間食もせず、アルコール類や刺激物もなるべくとらないという、極端な食事制限をしていた。

健康のためにそうしていたのだが、病気だったわけではなく、むしろ極端な摂生のせいで弱っていった。

だが、そういうカフカが、いつもよりよく食べるときがあった。

それは、父親から遠く離れたときだった。

たくましくて、大きく、なんでも食べて、ビールをあおる父親。そういう父親のそばでは、カフカはほんの少ししか食べない。しかし、遠く離れると、よく食べるようになる。

生まれ育ったプラハから離れたときにも、いつもより食べるようになる。

カフカは、プラハから出たいと願いながら、出ることはできないとも感じていた。プラハに囚《とら》われていると感じていた。

旅行などで、一時的にでもプラハを離れると、いつもは食べないものまで食べるようになる。

婚約解消をしたときにも、その足ですぐに肉を食べに行っている。

菜食のカフカにとって、肉を食べるというのは大変なことだ。婚約中は、決して食べなかった。

そして、ついに本当に病気になって、ずっと辞めたいと思っていた仕事を辞められそうな見通しになって、大好きな田舎に療養に行ったときにも、いつもよりよく食べて、むしろ太っている。

あきらかに、現実に対する拒絶が、食べないことと結びついていて、拒絶する気持ちがやわらいだときには、より食べられるようになっている。

カフカが女性にひと目惚れしたとき、その理由の大きなひとつは、彼女が「たえずものを食べている人間ほど嫌なものはない」と言ったからだった。

何でも平気でがつがつ食べられない人間であることに、カフカはひかれたのだ。

生きることを愛する人が、健康的にもりもり食べる人を見て、素敵だと感じて好きになることがあるように、生きづらさを感じる人が、食事を拒絶する人を見て、心ひかれることも、大いにありうるのだ。

そしてカフカは、『断食芸人』という短編小説を書いている。

「私はうまいと思う食べ物を見つけることができなかった。
もし好きな食べ物を見つけていたら、
断食で世間を騒がせたりしないで、
みんなと同じように、
たらふく食べて暮らしたにちがいないんだ」

カフカ『断食芸人』（『絶望名人カフカの人生論』拙訳、新潮文庫）

断食を芸としていた男が、死ぬときに、こう言い残すのだ。

これは、カフカ自身の胸中の吐露《とろ》と言ってもいいだろう。

みんなと同じようにたらふく食べたいけれど、できない。

みんなと同じように結婚したいけれど、できない。

みんなと同じように普通に生きたいけれど、できない。

決して、そうしたくなかったわけではないのだ、と。


カフカは亡くなる前、病室のベッドで、この『断食芸人』の校正刷り（本にする前に、修正のために仮に印刷したもの）の確認をしていた。

このときカフカは、病気のせいで飲食ができなくなっていた。まさに断食状態だった。食べたくて、飲みたくてしかたなかったときだ。看護師に目の前で水をごくごく飲んでもらって、それでせめて気持ちをなぐさめたりしていた。

それでも、カフカはこの短編を否定することはなかった。作品を本にすることに、いつも大きなためらいを感じていたカフカが、この短編を本にしようとした。

うまく生きられない人間は、うまく食べることもできないのではないだろうか。

そして、うまく食べられない人間は、うまく生きることもできないのではないだろうか。

社会的強者の飲み食い自慢

カフカは過敏で極端な例だとしても、「食べること」と「受け入れること」が関連しているのは、彼だけではないだろう。すべての人がそうなのではないかと思う。

食べるということは、現実を受け入れるということであり、食べないということは、現実を受け入れないということであり、食べられないということは、現実を受け入れられないということである——そういう関連性がたしかにあると思う。

嫌なことがあったり、嫌な相手とだったりすると、食事がのどを通らなくなるのは、交感神経が強く働いてしまうからだけなのか。

ショックなことがあると、吐いたりしてしまうのは、胃が消化している場合ではないと判断するからだけなのか。

不安で受け入れがたい現実を生きていると、食べることにも困難が生じがちだ。

「気に食わない」とはよく言ったもので、気に食わないときには、口も食わないのではないだろうか。

落語の『百川《ももかわ》』という噺《はなし》で、話し合いの結果、「ご無理でも、この具合《ぐあい》をぐっと飲み込んでいただきたい」と言われ、「くわいのきんとん」を飲み込まされて、目を白黒させるというシーンがある。

「具合」と「くあい」をかけてあるわけだが、「飲み込む」にはこのように、受け入れるという意味と、食べ物をのどに通すという意味がある。

もりもり食べられるということは、それだけ現実を受け入れる力がある、適応できるということでもある。だから、社会的な強者でありたい人たちは、しばしば自分の飲み食いの力を自慢したがるものだ。

「ステーキを三枚ペロリだ」「いや、オレなら四枚は軽い」などと、不思議な競い合いをしたりする。あたかもそれが社会的な能力と関係があるかのように。

バリバリ働いてきた人が、胃腸の病気で入院すると、病気での落胆以上の落胆と、強いいらだちを感じているものだ。

お見舞いに来る会社の人たちも、「オレも暴飲暴食だから、気をつけないとな。昨日も食い過ぎの飲み過ぎで、なんだか胸焼けがするよ」などと、さりげなく（じつはあまりさりげなくでもなく）、自分の飲み食いの能力を自慢し、病人の食事が流動食だけだったりすると、いかにも嬉しそうに、「たった、これだけ？　オレにはとても無理だなあ。おまえは偉いよ」などと勝ち誇る。

食べることには、栄養をとるという以外に、たしかに何かしら象徴的な意味がある。

殺人後の食欲

中でも驚いたのは、人を殺した後には、食欲がわくということだ。

例えば、グリーンリーフが死んだ直後、リプリーが桃を食べたり、フレディを殺してから、チキンを食べたりする、これは数年前、私が読んだ警察の報告書を思い出したものだ。犯罪後の殺人者たちには、こうしたある種の過食症が見られたと多くの警官たちが言っていたのを思い出してね。葬式の晩餐みたいな感じだな：生が死へ復讐するわけだ。

ルネ・クレマン（ルネ・クレマンが語る「太陽がいっぱい」その2　http://green.ap.teacup.com/ledoyen/3788.html）

たしかに、葬式でも人は大いに飲み食いする。

他人は死んだが、自分は生きているという、そういう興奮なのだろうか。

生きる意欲が、食欲につながるのだろうか。

今村昌平監督の映画『復讐するは我にあり』でも、主人公の榎津（緒形拳）が、人を刺し殺した後に、手についた血を自分の小便で洗い流し、その手で柿をもぎ取って、かぶりつく。

このシーンに、震え上がり、また感動もした。実際にそういうものだからこそだろう。

人は、がつがつ食べることに、下品さを感じることもある。

おいしいものがあると聞けば遠くまで出かけて行って食べることに、あさましさを感じることもある。

生きる意欲というものに、恐ろしさを感じることもある。

向田邦子脚本のテレビドラマ『冬の運動会』で、愛する人が急死して、悲しんでいる老人が、何も食べようとしない。泣くことさえできずにいる。

まわりが心配して、無理にのり巻きをすすめる。ついにのり巻きを食べたとき、老人の目から涙がこぼれる。

なぜ涙がこぼれたのか？　のり巻きを食べて、心がゆるんだのか？

主人公の青年は心の中で思う。

「じいちゃんは悲しかったのだ。生き残った人間は、生きなくてはならない。生きるためには、食べなくてはならない。そのことが浅ましく口惜《くや》しかったのだ」

向田邦子（『向田邦子シナリオ集Ⅳ 冬の運動会』岩波現代文庫）

生きていくというのは、大切な人が死んでも、お腹が空くということだ。食べ物が美味しいということだ。

食べるということ、生きる意欲ということは、悲しいものでもある。

山田太一の『月日の残像』（新潮文庫）の中の「食べることの羞恥《しゅうち》」に書いてあったのだが、ラブレーの『ガルガンチュア物語』の中で描かれる、ユートピアとしての僧院には、台所がないのだそうだ。そのことについて、渡辺一夫が三十数年にわたって調べているそうだ（『狂気について――渡辺一夫評論選』岩波文庫）。

「各種の葡萄酒の話、色々様々な食べ物や料理の話、それから糞尿を初めとする下《しも》がかった挿話で充《み》たされ」た（渡辺一夫「やはり台所があったのか？」）ラブレーの物語の中で、そのユートピアの章だけは「食物や飲料に関する詳しい記述は一行も」なく「『飲む』『食べる』という動詞が二三見られるだけ」（同前）なのだそうである。

そういうところが人間にはないだろうか。食べものから逃れたい、という思いが。食べなければ生きられないことの哀《かな》しみが。

山田太一（『月日の残像』新潮文庫）

人は現実の中でしか生きていけない。現実を受け入れなければ、生きていけない。そこにもまた同じ哀しみがないだろうか。

生きる喜びにあこがれはするが……

食べるマンガやドラマがたくさんあって、人気がある。

よく食べる人間を見るのは気持ちがいい。おいしそうに食べる人間を見るのも気持ちいい。

現実に対する警戒心がほどけていくのかもしれない。

おいしいと言って幸せそうな表情をする主人公を見ることで、読者も幸せを感じる。

それは世界と和解している感覚に近いのではないだろうか。

しかし、私にはもう、そういう和解は難しい。

カフカの『断食芸人』のラストで、断食芸人が死んだ後の檻《おり》に、若い豹《ひょう》が入れられる。この豹は「必要なものをすべて、はち切れんばかりにそなえている、高貴な肉体」を持ち、「その喉元から、生きる喜びが強烈な炎となってほとばしり出る」のだった。

この豹こそ、カフカがあこがれ、なりたくてもなれなかった、外界をまるでおそれることなく取り込み、生きる喜びを吐き出す、現実に見事に適応している強者だろう。

しかし、あこがれ、なれたくてもなれなかった一方で、もしなれたとしたも、カフカは決して、そうなろうとはしなかっただろう。

彼はあくまで現実に不安を感じ、拒絶し、食べようとせず、弱者であろうとした。とても頑固なまでに。

断食芸人はその死に臨《のぞ》んでも、「光を失っていく彼の眼の中にもまだ、それでも断食を続けるのだという、もはや誇らしげではないにしても、断固とした確信が浮かんでいた」のだ。

食べることとコミュニケーション

この章では、「現実」対「個人」のことについて書いたが、「食べること」は、人と人との間をつなぐもの、逆に言えば断つものとしても、とても大きな働きをしている。

人間関係と食べることが、これほど深くつながっていることに、食べることが不自由になるまで、まったく気づいていなかった。気づいてみれば、それはおそろしいほどだった。
次章ではそのことについて書いてみたいと思う。

第4章

食コミュニケーション——共食圧力

たちまち「なごやかになれる人」は
「なごやかになれない人」を非難し排除しがちだから
怖いといったのだった。

山田太一（『月日の残像』新潮文庫）

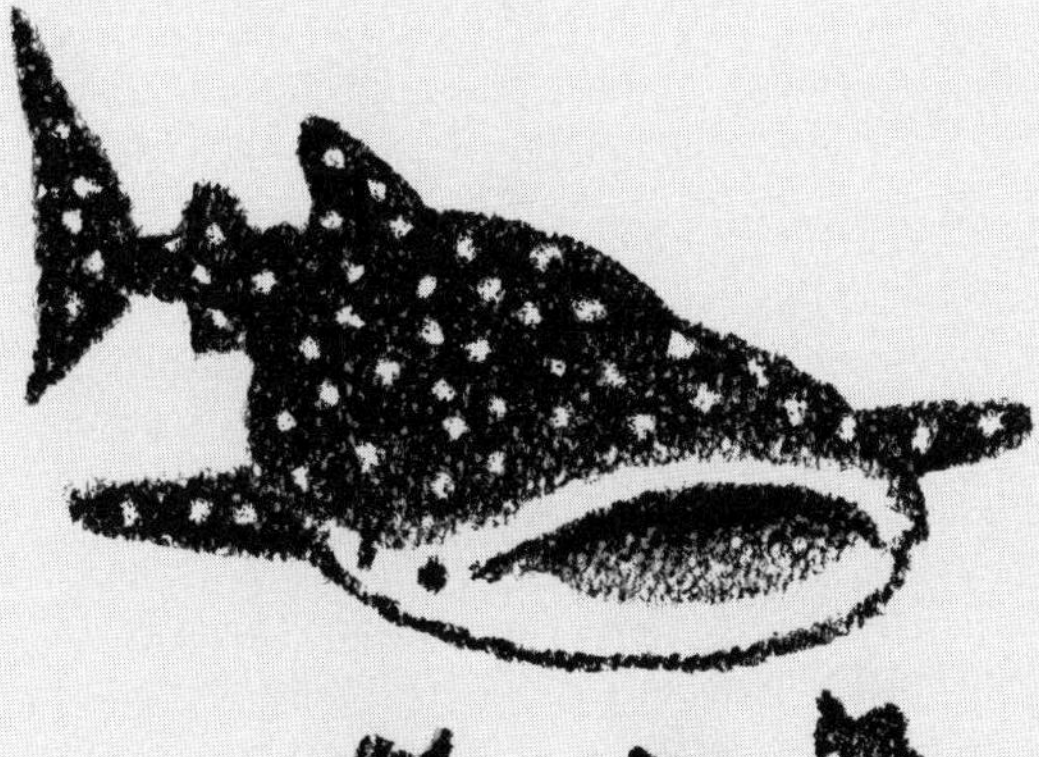

人と人の間には食べ物が置かれる

「食べること」に問題が生じると、栄養補給に問題が生じる。

それはわかっていたが、それだけではないということはわかっていなかった。

栄養補給は自分にとっては大問題だが、他人にとってはどうでもいいことだ。

だから、自分がうまく食べられないことで、他人との関係に問題が生じるとは思ってもみなかった。

しかし、考えてみれば、これはとてもうかつなことだった。

人と人が会うとき、その間には、たいていまず飲み物が置かれる。

誰かの家に行けば、ほとんどの場合、相手はお茶やコーヒーなどを出そうとする。「どうかおかまいなく」と言っても、「すぐですから」などと言って、何かしら出そうとする。

それは礼儀ということでもあるが、何もなしに面と向かうのはきついということもある。間に飲み物があって、あたたかく湯気を立てていたり、冷たいグラスに露《つゆ》がついていたりすることが、面と向かう緊張を緩和してくれる。ときどき飲み物を口にすることが、気まずさを薄め、会話をスムーズにする。

何も出さないということは、相手への拒絶を意味していることさえある。また、出されたものを飲まないことは、大変な失礼とされる。

「敵《かたき》の家へ行っても口を濡らさずに帰るな」と言うくらいだ。

さらに一歩進むと、「今度、一杯やろう」とか、「今度、お食事でも」ということになる。飲食を共にすることで、関係を深めていこうとする。

飲食なしで人間関係が深まることのほうが、むしろ珍しいのではないだろうか。

大人に限らず、学校でも、昼食をいっしょにとるということが、仲間であることのひとつの証《あかし》となる。誰もいっしょに昼食をとる相手がいなくて、ぼっち飯だと、それは親しい友達がいないことを意味することが多い。

『千一夜物語』を読んでいると、

「わたくしたちの間には、すでにパンと塩とがあったことを、お忘れになりましたか」

（佐藤正彰＝訳『千一夜物語』第二巻、ちくま文庫）

というような表現がよく出てくる。私が出した食べ物をあなたが食べた、つまり、いっしょに食事をした間柄だということだ。

日本でも「同じ釜の飯を食う」という言い方をする。

英語でも「To drink of the same cup.（同じカップで飲む）」という表現があるようだ。

ヤクザの世界でも「盃《さかずき》を交わす」。

こういう表現は、おそらく世界中にあるだろう。

飲食が人と人をつなぐのである。

食べないことは、相手を拒否すること

そこで、もし、いっしょに一杯やったり、いっしょに食事ができないと、いったいどういうことになるのか？

つなごうとするものを、断つことなる。

下戸の人には、それがある程度、理解できるだろう。お酒を飲めないというだけで、ずいぶん人づきあいに支障をきたす場合があるはずだ。

ただ、その場合でも、いっしょに食事をするという道が残されている。

その「いっしょに食事」も難しくなると、じつに不思議なことだが、人とコミュニケーションをとることが難しくなる。

頭で考えれば、コミュニケーションと食事には関係がない。むしろ、口に何か入れていれば、話しにくいくらいだ。箸《はし》やフォークなどを持っていたら、身振りもしにくい。

にもかかわらず、食事とコミュニケーションは深く結びついている。

それはなぜなのか？

それは、前章で述べたように、「食べることは受け入れること」だからだろう。

もともとは、生きていくことに不可欠な食べ物を相手の前に差し出すということが、最高のもてなしであり、それをありがたく受けとって食べることで、両者の関係が深まるということであったのだろう。生存のための食べ物を分け与え合う関係ということだ。

今は、食べ物にそれほどの重みはない。しかし、食べることが受け入れることであるのは変わりない。

相手が出した食べ物を、食べないということは、相手を拒否するということだ。

親に不満がある子どもは、親が出してくれた食べ物を食べない。

手にのせた食べ物を、動物が食べてくれたとき、人はそこに信頼を感じる。

その場の空気に溶け込めないとき、人はその場のものを食べる気がしなくなってくる。

「料理はいっしょに食べる人によって味がちがってくる」と言うが、まったくその通りで、そのせいで、食べなかったりする。

だから、食べない相手に対して、人はいら立ちや怒りを感じる。

自分を受け入れてくれない拒絶を感じるからだ。

緊張や遠慮で食べないのは問題ない。しかし、いつまでも食べないのでは、許せなくなってくる。

ここが怖いところである。

バナナという踏み絵

その怖さを見事に描いているエッセイがある。

山田太一の『車中のバナナ』というタイトルのエッセイだ。

私はこのエッセイが好きでしかたない。私の初めてのアンソロジー（『絶望図書館』ちくま文庫）にも、ぜひにとお願いして収録させてもらったくらいだ。

山田太一が伊豆に用事で出かけ、鈍行で帰ってくる途中の出来事が書かれている。

電車の四人がけの席で、気の好さそうな中年男性がみんなに話しかけ、わきあいあいと会話が始まる。

その男性が、バナナをカバンから取り出すのである。


娘さんも老人も受けとったが、私は断った。「遠慮することないじゃないの」という。「遠慮じゃない。欲しくないから」

山田太一（「車中のバナナ」『絶望図書館』ちくま文庫）

「あっ、そうなの」と言って、中年男性がバナナをカバンにしまえば、何事も起きない。

しかし、こういう場合、たいていそうはならない。

では、どうなるかというと、こうなる。


「まあ、ここへおくから、お食べなさいって」と窓際へ一本バナナを置いた。それからが大変である。食べはじめた老人に「おいしいでしょう?」という。「ええ」。娘さんにもいう。「ええ」「ほら、おいしいんだから、あんたも食べなさいって」と妙にしつこいのだ。暫《しばら》く雑談をしている。老人も娘さんも食べ終る。「どうして食べないのかなあ」とまた私にいう。

老人が私を非難しはじめる。「いただきなさいよ。旅は道連れというじゃないの。せっかくなごやかに話していたのに、あんたいけないよ」という。（同前）

このくだりを読んだとき、私は本当に感激した。

ああ、これだと思った。こういう目に何度も何度もあってきたのだ。それがじつに見事にとらえられている。

ここがポイントだというところが、この短さの中に、ちゃんとすべて入っている。

断っているのに、「まあ、ここへおくから、お食べなさいって」と窓際にバナナを置くところ。

「妙にしつこいのだ」というところ。

「せっかくなごやかに話していたのに、あんたいけないよ」と老人が非難しはじめるところ。

そうなのだ。まさにこうなのだ。絶妙である。

と言っても、なにが絶妙で、何がポイントで、何に感激したのか、さっぱりわからない人のほうが多いだろう。病気以前の私もそうだった。うまく説明できるかどうかわからないが、説明してみたいと思う。

たちまち「なごやかになれる」人たちが怖い

山田太一は、バナナを食べなかった理由をこう書いている。

> 貰《もら》って食べた人を非難する気はないが、忽《たちま》ち「なごやかになれる」人々がなんだか怖いのである。
>
> （同前）

中年男性がバナナを取り出したとき、それはたんに「おいしいものを持っているから、この人たちにもあげよう」というだけの気持ちだったかもしれない。

しかし、食べ物を相手の前に差し出せば、自動的に「受け取る／受け取らない」という決断を迫ることになる。

受け取れば、いやおうなしにそこには「相手やこの場の雰囲気を受け入れる」というニュアンスが生じる。

受け取らなければ、「相手やこの場の雰囲気を受け入れない」というニュアンスが生じる。

そのどちらもイヤでためらえば、自動的に後者になる。

じゃあ、受け取っておけばいいじゃないか、という人もいるだろう。なにも、相手を不快な気分にさせることはない。どうせこの場だけのことなのだし、なごやかに過ごせればそのほうがいいじゃないかと。

だから、バナナがあまり好きではなくても、お腹がいっぱいでも、多少は無理をしてでも受け取る人が少なくないと思う。


しかし、そうしたくない人もいる。

さらに、したくてもできない人もいる。

初めて会った者どうしで、すぐに同じ食べ物を食べ合う。互いを受け入れ合う。たちまち、なごやかになる。

そういうことが怖いのだ。


それのどこがいけないのかという人もいるだろう。互いに受け入れるほうがいいじゃないか。なごやかになるほうがいいじゃないかと。

実際、このエッセイを読んで、そういうふうに思った人たちも少なくなかったようだ。

じつは、このエッセイには後日談がある。

このエッセイが、ある新聞のコラムで取り上げられた。

そうすると、「なごやかになれる人たちがなぜ怖いのか」というハガキや電話があったというのだ。

バナナがバナナでなくなるとき

なぜ怖いのか？

その答えは、すでに前出の展開の中にあるだろう。

機嫌よくついであげた酒でも、相手が飲まなければ、「おれのついだ酒が飲めないのか！」ということになる。最初はそんなつもりはなくても、そういう展開になる。

「食べることは受け入れること」だからだ。

他の人はバナナを受けとって食べたのに、山田太一は受け取らなかったとき、中年男性は不快に感じ、受け取るように圧力をかけ始める。

このときから、バナナはたんなるバナナではなくなる。

山田太一は「次第に窓際のバナナが踏み絵のようになって来る」と書いている。中年男性のことを受け入れるかどうか、このなごやかな場を受け入れるかどうか、という踏み絵になってくるのだ。

このように、食べ物は簡単に、ただの食べ物ではなくなる。だからこそ、山田太一はバナナを受け取らなかったのだ。そして、実際、その通りのことが起きたのだ。

圧力をかけられれば、ますます受け取れなくなる。そうすると、拒絶のニュアンスがますます高まる。悪循環だ。

中年男性だけでなく、周囲の人たちも、自分たちへの拒絶とも感じるので、老人までが「あんたいけないよ」と非難をはじめる。典型的な展開だ。

老人には、「せっかくなごやかに話していたのに」それをぶちこわしたという、非難するだけの大義名分がある。しかし、ぶちこわしたのは、いったいどちらなのか、難しいところだ。

矛盾した言い方になるが、山田太一がバナナを受け取らなかったとき、中年男性がそれをまったく気にせず、なんのわだかまりもなくカバンに戻していたとしたら、それなら山田太一は「バナナを受け取ってもよかった」と思ったかもしれない。

もともとは、たんにバナナを出したというだけのことでも、このように、「たちまちなごやかにはなれない人間」に対して、圧力をかけ、非難するという展開になっていく。

これは邪推《じゃすい》かもしれないが、ハガキや電話で「なごやかになれる人たちがなぜ怖いのか」と問い合わせてきた人たちも、本当に疑問だったというよりは、こういうときにバナナを食べない人間が許せなかったのではないだろうか。だから、圧力をかけてきたのではないだろうか。

そういうところが怖いのである。

山田太一はハッキリ書いている。

> つまり、たちまち「なごやかになれる人」は「なごやかになれない人」を非難し排除しがちだから怖いといったのだった。
>
> 山田太一（『月日の残像』新潮文庫）

よくぞ書いてくれたと、胸のすく思いだった。

ねんのため付け加えておくと、前に紹介したように、山田太一は子どもの頃に戦争で食糧難を体験している。

映画の中で、貧しい一家が食事のときにじゃがいもの皮をむいて食べていたというだけで、「なぜ皮をむくのか、なぜ残したのか、と無念でならない」と、その映画を否定するほどの人だ。栄養失調に苦しみ、口に入るものはなんでも食べた過去が忘れられず、今でも出されたものを残せないという人だ。

バナナを粗末にできる人ではないのだ。

それでも、このバナナは食べないのだ。

「難病で食べられない」も通用しない

でも、バナナを受け取らない理由が、「病気で食べられないから」だったらどうなのか？

それだったら、自分たちへの拒絶とは感じないはずだ。病気のせいで、食べたくても食べられないのだから。

「今、お腹がこわしていて」くらいだったら、受け取らないための言い訳と思うかもしれないが、「難病で」とまで言えば、まさかウソだとは思わない。

そうすれば、「そうなの。じゃあ、無理だね」とすんなり引っ込めて、非難も圧力もないのではないか。

これも頭で考えれば、そうなるはずだ。

ところが、実際にはそうはならない。不思議なことだけど、そうはならない。

そうなる場合もあるけど、むしろ少ない。

やはり、「車中のバナナ」のような展開になる。だからこそ、私はこのエッセイを読んで感激したのだ。

私は病気をする以前は、お酒も飲めたし、好き嫌いもなかったし、珍しいものを食べるのも好きなほうだったので、人から何か勧められて断るということがあまりなかった。

だから、こうした圧力や非難があることも知らなかった。

しかし、それはひどく鈍感なことだったと思う。

山田太一は、食べることに何の困難もないのに、こういうことに気づいている。さすがとしか言いようがない。

自分と他人を結ぶ「通路」としての食事

安部公房の『他人の顔』という長編小説で、化学研究所の事故によって顔面にひどい火傷《やけど》を負《お》い

「顔」を失った男が、

「たかだか、人間の容器、それもほんの一部分にすぎない顔の皮膚くらいに、なんだってそんな大騒ぎをしなければならないのか」

「人間という存在のなかで、顔くらいがそれほど大きな比重を占めたりするはずがない」

と思ってはみるものの、

「ぼくは、顔の比重が、そうした希望的観測をはるかに上まわるものであることを、いやというほど思い知らされることに」なり、顔が「自分と他人を結ぶ通路」であることに気づかされる（『安部公房全集』第十八巻 新潮社）。

それと同じように、私も食べることに困難が生じてみて初めて、それが「自分と他人を結ぶ通路」だと気づいた。

そして、その通路が使えないとなると、それがたとえ不可抗力の崖崩れのせいであったとしても、大変な圧力と非難を受け、排除されるということを思い知った。

それは大きな驚きだったし、ただでさえ生きることが困難になったのに、社会生活までこんなに困難になっていくのかと、打ちのめされる思いだった。

食べられないものをお供えされた仏様

たとえば、こういうことがあった。

仕事の打ち合わせで、ある人と会った。難病なのは向こうも知っていた。私以外にも何人かいた。

ちょっと高級なお店で、「いいお店でしょ」と相手の人が言うので、こちらも「そうですね」と、お世辞ではなく素直に返事をしていた。

その人のお勧めの料理がもう頼んであって、それが出てきた。大きなお皿に入れてあって、みんなで自由につまむかたちだ。

残念ながら、当時の私には食べられないものだった。このときは寛解期で、だから人と会ったりもできたのだが、食事には気をつけないと病院に逆戻りになってしまう。

私が手を出さずにいるので、「これおいしいですよ」とその人が勧めてくれた。

しかたないので、「すみません。これはちょっと無理でして」と返事をする。難病のことは知っているので、むこうも「ああそうですか。それは残念です」と引き下がってくれる。

ところが、少しすると、何事もなかったかのように、また勧めてくるのである。ねんのために、「病気で無理で……」とあらめて説明する。

それでも、「少しくらいなら大丈夫なんじゃないですか」と妙にしつこい。そして、小皿に取り分けてくれて、私の目の前に別に置く。

自分で作った料理でなくても、おすすめの料理なら、少しだけでも味をきいてほしいという気持ちはわかる。

しかし、これはそういうことではないのだ。その差は態度でわかる。

下戸の人なら、「一滴も飲めない」と断っても、「まあまあ、ついでおくだけ」と言って、目の前に酒の入ったグラスを置かれた経験があるだろう。あれと同じだ。

食べられないものをお供《そな》えされた仏様だ。

それでも手をつけずにいると、周囲の人たちまで、「これ、おいしいですよ」とか、「ちょっとだけ食べておけばいいじゃないですか」とか言い始める。

間を取り持つというよりは、かたくなに食べない人間にいら立っているのだ。

私がその料理をほんの少しかじったからといって、それで他の人たちにとって、何かいいことがあるわけではない。私のお腹が少しダメージを受けるだけのことだ。

しかし、みんなしてそれを求めるのである。圧力をかけてきて、非難する。

じつに不思議なものだ。

その人は、私にぜひ仕事を頼みたいということを何度も口にした。そして、そのたびに、ちょっとだけでも食べろと勧めるのだ。

私はついに食べなかった。

そして、その後、仕事の話も、来ることはなかった。

食べる病人が、いい病人

私自身の体験だけでなく、病院に入院中、他の患者さんでも、同じような光景をよく目にした。

お見舞いの人が、病状をよく理解していなくて、食べられないものを持ってくることがある。

病人が「ごめんなさい、それは今、食べられなくて」と申し訳なさそうに言うと、「ああ、そうなんだ。それは気がつかなくて申し訳ない。別のものにすればよかったね」などと、もちろんお見舞客のほうも、自分がいけなかったというような言い方をする。「せっかく買ってきたのに、無駄にするな」なんてことを言う人はいない。

ところが、にもかかわらず、しばらくすると、「ちょっとだけなら大丈夫なんじゃない？」とか言い出すのだ。患者さんが断っても、お皿に出したりして、「ここに置いておくから、もし気がむいたら、食べて」なんて言ったりする。

病人のお見舞いに来て、病人が身体によくないと言っているものを、なぜ無理にも食べさせたがるのか、当時は不思議な気がしたものだ。

食事に介助が必要な人の場合も、おいしそうに食べる人がよしとされるところがあり、それが圧力となっていた。そのため、無理しておいしそうに食べている人がけっこういた。ただでさえ身体が不自由でつらいのに、そんな演技までしてしまうのだ。

介助は面倒なわけで、喜んでくれる人のほうが、食べさせがいがあって好まれるのは当然のことだが、それだけではない。やはり「自分が差し出したものを、相手が受け入れて食べる」という関係の成立が大切という面があるのではないかと思う。

「食」でつながることを求める圧力は、難病というハードルさえ超えるのである。それほど強力なのだ。

相手が病気で食べられなくても、食べることを強いる。食べられない者は圧力をかけられ、非難され、そして排除される。

偏食で結婚式がだいなしに

たんなる偏食でも、かなりの目にあう。

私自身は好き嫌いはないのだが、友人にひどい偏食の男がいて、それだけのことでこんな目にあうのかと、はたで見ていても驚いた。

彼は、海のものと山のものが食べられなかった。つまり、魚介類とか山菜とかすべてダメで、残るのはほとんど肉のみだった。

子どもの頃から知り合いだ。子どもには似合わない、礼儀正しく、いい子で、友達の家に来るときにも、手土産を持ってきて、親にきちんと挨拶したりするので、友達の親からは最初はとても気に入られる。

しかし、それも食事をするまでだ。

たとえば、私の家に遊びに来たとき、うちの母親が巻き寿司を出した。すると、彼はまず海苔《のり》が食べられないので、海苔をはがす。そして、椎茸《しいたけ》が食べられないので、それも中心から抜く。かんぴょうもダメだから抜く。酢飯についている魚粉もダメだから、それがついているところもとる。

そして、酢飯と卵とキュウリとか、大丈夫なものだけを食べる。

巻き寿司は無残に分解され、後には残骸が残る。

私は、巻き寿司全体を断らずに、自分の食べられる部分だけは頑張って食べる彼に感心した。彼は頑張る男なのだ。

ところが、うちの母親からはやはり不評だった。

そんなだから、社会に出てからも苦労しているだろうとは思っていたが、就職後の彼は、いつも会社のことを楽しそうに話していた。

上司がちょくちょく鮨屋に連れて行ってくれる。自分は鮨屋では玉子とカッパ巻きしか食べられないが、それでも上司の話をいろいろ聞くのが楽しいと。

上司の話を本心から喜んで聞く部下なんて珍しいから、可愛がられていることだろうと思っていた。ところが、そんな彼が結婚するとき、私を含めた昔の友達も結婚式に呼ばれたのだが、上司が祝辞で「私は彼をよく鮨屋に連れていくのですが……」と話し始め、ああ、これが例の上司かと思っていたら、その上司の祝辞は「彼は玉子やカッパ巻きしか食べられません。好き嫌いがとても多く、どうやらとてもわがままに育たれたようで……」と続いていくのだ。

そして、偏食はわがままのせいで、よろしくないという話が、延々と続いた。

それを聞いている、彼の両親はどんどんうつむき加減になっていって、それまでの幸せそうな様子はまったく消えてしまった。

そして、式の最後のほうで、花婿と花嫁がそれぞれの両親に、これまで育ててくれたお礼のメッセージを読み上げ、それに対して両親が返事をするところで、感動的に盛り上がるはずが、彼のお父さんは「私たちは決して息子をわがままに育てたわけではなく……」と始めてしまった。よほど無念であったことが、その口調からもうかがわれた。

そのことがみんなの印象にいちばん残る結婚式になってしまったのである。

偏食はわがままとみなされやすい。

病気とかアレルギーとかではないのに、ある食べ物が食べられないというのは、贅沢《ぜいたく》なことで、甘やかされて育ったり、わがままだからだというわけだ。

「好き嫌いの多いやつは、仕事もできない」などと言う人もいる。

しかし、実際には、そうとばかりは言えない。私の友達の場合も、わがままとはまるで正反対の性格だった。いいやつだったし、勉強もできたし、仕事もできた。

そんなことは上司もわかっていたはずだが、それでもそんなふうに難癖をつける。

それほどまでに、「何かが食べられない」ということは、非難したくなるものなのだ。

ある人が何を食べて何を食べなかろうが、他の人の知ったことではない。その人の料理を担当しているというのならともかく、そうでなければ、本来、そんなに不平を言う必要もないことだ。

しかし、許せないのだ。放っておけないのだ。非難して、食べさせたくなる。

食コミュニケーションと共食

「食コミュニケーション」でネット検索すると、最初に電通のサイトが出てくる。

他にもいろんなサイト、農林水産省や、地方自治体や、ＮＰＯ、企業、一般の人のブログまでが、食とコミュニケーションの関係について大きく取り上げている。

「食事はたんなる栄養補給ではなく、コミュニケーションと密接な関係があるのだ」と。

もちろん、「とてもいいこと」として取り上げているのだ。

ひとりで食べず、みんなでいっしょに食べて、食を通じてコミュニケーションをして、「みんなでつながろう」というのだ。

「共食《きょうしょく》」のほうは、昔からある言葉らしい。

大辞林の第三版によると、

「①神に供えたものを皆で食べあうこと。同じ火で煮炊きした食物を食べあうことにより、神と人間との、また神をまつった者どうしの精神的・肉体的連帯を強めようとするもの。（以下略）

②家族や友人などと一緒に食事を楽しむこと。」

この「精神的・肉体的連帯を強めようとする」という側面が注目され、「家族や友人などと一緒に食事を楽しむこと」が推奨されているようだ。

電通総研では「共食縁」という言葉まで作っている。共食によって生まれる人と人とのネットワーク（縁）のことらしい。

食は人と人をつなぐからモテるなんてことまで言っている。

いろいろな精神的な問題や病気が起きるのは、ひとりで食事をしているからで、共食をすれば解決すると主張する人もいるようだ。

昔は家族で共食していたのが、今はだんだん個別に食事するようになったこと（個食と呼ぶらしい）が、さまざまな社会問題の原因だとする人さえいる。

さらには、摂食障害のような、食そのものに関する病気や障害さえ、共食すれば治るという説もあるようだ。

「食コミュニケーション」でみんなとつながるのがいいことなのか、「共食」によってさまざまな心や身体の問題が解決するのか、それは私にはわからない。

しかし、少なくとも言えることは、病気や障害などで、食べることに困難のある人は、そこには参加できない。

また、そこに参加したくない人も、いるはずだ。

私は現在は、ほとんど普通に食事ができるので、そこに参加することができる。

しかし、共食の輪からはじき出されるつらさを思い知った今、またそこに戻ろうとは思わない。バナナをすんなり受け取って、たちまちなごやかになれる人間には、もはや、なりたくない。そこは踏みとどまりたい。

会食恐怖症

そもそも、電通などが盛り上げようとするまでもなく、「食コミュニケーションをしろ、共食をしろ」という圧力は、これまで述べてきたように、もともと強烈に存在する。

むしろ、そのことによって引き起こされている問題のほうが多いし大きいのではないかという気もする。

たとえば「会食恐怖」。

ひとりだとなんの抵抗もなく食事ができるのに、誰かといっしょに食事をしようとすると、異様な緊張感が走り、動悸や息苦しさ、吐き気などが生じる状態を「会食恐怖」と言うそうだ。

精神科医の知人の話では、この状態の人は意外に多く、外来に毎日二人くらいは来るとのこと。病院に行くほどではないレベルの人も多いだろうから、そうするとかなりの人数ということになる。共食を推進する側からすると、「ひとりで食事をとっていたから、そういうことになった」ということになるのかもしれない。

しかし、食事がたんなる食事なら、こういう状態に陥ることもないだろう。食コミュニケーション、共食圧力こそが、こういう状態を生んでいるとも言えるのではないだろうか。

会食恐怖症の人のほとんどは、ひとりで食事をすることにはまったく恐怖を感じないそうだ。

作家の奥田英朗と山田太一の対談で、奥田英朗がこんなことを言っている。

〈男たちの旅路〉でも桃井かおりさんと水谷豊さんがすき焼きを食べてて、「もっと食べろよ」「だれかといると私あまり食べられない。一人だと食べられるんだけど」というやりとりがあります。高校生の頃は何とも思わなかったのに、大人になって脚本を読み返すとこの箇所が胸に沁みる。僕も人と一緒にいると緊張して食べられないことがあるんです。

奥田英朗（『ヴァラエティ』講談社）

こういう人は少なくないのではないだろうか。

ただし、この『男たちの旅路』で、「だれかといると私あまり食べられない。一人だと食べられるんだけど」と言っている桃井かおり演じる悦子は、自殺未遂をした女性なのだ。

そういう女性が、共食が苦手で、個食を好むと、山田太一は描いている。そして、実際、それは偏見とばかりは言えないだろう。

「だから、個食はよくなくて、共食が大切なんだ」という言い方もできるだろう。たしかに、喜んで共食するようなら、自殺未遂なんてしないかもしれない。

しかし、自殺するほどに敏感だからこそ、共食が苦手という言い方もできる。また、何らかの拒絶が、共食の拒絶というかたちで出ているのであって、共食すればすむということではないのかもしれない。さらには、共食圧力も、彼女を追い詰めたひとつかもしれない。

個食が先か、共食圧力が先か？

同じものを食べるところから、本当の関係が始まる？

ドキュメンタリー番組を撮っているテレビのディレクターから、こんな話を聞いたことがある。

彼は、コミュニケーションをとるのが難しい相手と仲良くなるのがうまいことで有名だった。だから、深く入り込んだドキュメンタリー番組を撮ることができると。

彼はその秘訣《ひけつ》をこう語っていた。

「同じものを食べればいいんですよ。たとえばホームレスの人たちが相手だったら、その人たちが使っている汚い茶碗とかで欠けたお椀とかで、同じものを飲んで、同じものを食べれば、すぐに打ち解けられます」

なるほどと思いながらも、複雑な気持ちになったものだ。

「同じものを食べるところから、本当の関係が始まる」というようなことは、じつはとてもうさんくさいことなのではないだろうか。

同じものは食べないというところから始まるほうが、少なくとも私は、よほど信頼できる。


私は旅行記というものがなぜか嫌いなのだが、田中真知という作家の書いた『たまたまザイール、またコンゴ』(偕成社)だけは、なぜかとても好きで、旅行記とはこんなに面白いものかと初めて思った。

私自身は、病気のせいで、いろいろなところを旅行するのは難しいので、本来、旅行記にはひかれるはずで、よくお見舞いでももらった。

それなのになぜたいてい嫌いなのか? なぜ田中真知の本だけは好きなのか? 自分でも不思議に思って考えてみたとき、思い当たったのが、田中真知が現地のものをなかなか食べないということだ。

コンゴ河を手こぎの丸木舟で下るというような危険きわまりないことをするにもかかわらず、彼は現地の食べ物をけっこう食べない。

イモムシやサルの料理を何度も拒否する。なかなか食べない。同行の日本人から、「マチさん、ここまで来て食べないんですか？」などと言われたりする。当然、共食にならないし、食コミュニケーションがとれない。

では、その旅行記が、浅くてつまらないかというと、むしろ逆なのだ。通常の、現地の人たちとたちまちなごやかになれる旅行者では、決して書けないことが書いてある。

そこに私は共感と信頼を感じたのだと思う。

食べないことを許す人

食べないことを許す人は、本当に少ない。

その中で強く印象に残っているのは、宮古島の知人と初めていっしょに食事をしたときのことだ。私が宮古島に行ったときに、その人がたくさんのご馳走《ちそう》を目の前に並べてくれた。そして、「さあ、どんどん食べてくださいね」と。

これはもう、食べないと大変なことになるシーンである。外から来た人間が、地元の食事に手をつけないというのは、かなり問題がある。

しかし、まだ宮古島の食材についての知識がない私には、どれが食べられるものか、どれが危険なものか、区別がつかず、なかなか手が出ない。島の病院のこともまだよくわからないから、なおさら慎重になってしまう。

ほとんど食べずにいたので、これはそろそろ圧力がかかり始めるだろうと思ったら、いつまでたってもかからない。

「さあ、遠慮しないで食べてくださいね」とさえ言われない。相手は普通に食べて、普通に話を続ける。険悪な雰囲気になることはまったくなく、楽しく会話が続いていく。

ついに最後までそのままだった。

こちらが食べないことを変に思っただろうし、食べ物も残ってしまった。でも、そのことにはまったくふれず、「またいっしょに食事しましょうね」と言って、実際、その後も何度も誘われていっしょに食事をし、今も親しい。

これは本当に希有《けう》な例である。

後で知ったことだが、この人も難病だった。といっても、私の病気とはちがって、食べることには何の支障もない病気。だから、どんどんお酒も飲むし、なんでも食べる。食べられない苦しみについては、知らないだろう。

しかし、別の苦しみを知っている。そのせいで、何かの輪に入っていけないことがあったのかもしれない。どこかで排除される経験があったのかもしれない。

そういう経験をした人は、他人にもやさしくなる場合がある。相手の行動を不愉快に思ったときにも、「この人には何か、事情や理由があるかもしれない」ということを考える。そして、同じ色に染まらないからといって排除しない。

そういうことは、私にも経験がある。たとえば、映画館で前の席に座った女性が、帽子をかぶっている上に、その帽子からは大きな花が上に飛び出していて、非常に邪魔になったことがある。一瞬、「さすがにこの帽子は脱ぐべきでは」とあきれたが、すぐに「いや、脱げない理由があるのかもしれない」と思い直した。もしかしたら、頭髪や頭皮に何か問題があるのかもしれない。だからこそ、補《おぎな》いたい気持ちが強くなって、花が飛び出しているような派手なデザインの帽子にひかれてしまうのかもしれない。

もしそうだったら、「脱ぐのがマナーだ」と注意してしまうのは、映画館に行きたいという気持ちを失わせるほどひどいことかもしれない。

そう思ったら、何も言えなくなるし、不思議なことに、だんだん慣れてきて、それほど邪魔に感じなくなった。邪魔なのはきっと、帽子以上に、それに腹を立てる自分の気持ちのほうなのだろう。

宗教はなぜ「食べられないもの」を設定するのか？

これまで書いてきたのは主に、初対面の相手や、それほどまだ親しくない相手が食べ物を取り出してきた場合だ。

これが、すでにすごく親しい間柄だと、どうなのだろうか？

もう食に頼らなくても、コミュニケーションは充分にとれている。だったら、食べられないことは問題にならないのだろうか？　食コミュニケーションや共食の圧力はないのだろうか？

これも、頭で考えるとなさそうなのだが、実際はある。

このことは宗教を例に考えると、わかりやすいのではないかと思う。

たいていの宗教には、「これは食べてはいけない」という戒律《かいりつ》がある。食べ物の制限は宗教にはつきものだ。

新興宗教でもそうだ。

私の知っている人で、新興宗教に入った人が、二人いた。

一人は、パーティーが開けるほど、人脈が豊かだった。

もう一人は、そこまでではないが、心を通わせている友人がたくさんいる、人柄が愛されている人だった。

どちらも、新興宗教に入ったことで、ほとんどの友人を失った。

新興宗教に入ったということ自体でも失ったが、じつはそれはそれほどでもなかった。しつこく勧誘したりしない限り、宗教だけの理由で関係を断ったりはしないものだ。

しかし、けっきょく、だんだん友達が減っていったのは、食事が大きな決め手となっていた。

たとえば、友人のところに遊びに行ったときに、そうめんが出たのだそうだ。

ところが、そうめんのツユには、戒律上、食べてはいけないものが入っている。だから、手をつけなかった。

たった、それだけのささいなことで、新興宗教に入ったことを知っても続いていた友人関係が、なんとなく終わってしまったのだ。

ささいなこと、くだらないことだけど、でも強いのだ。同じものを食べられないということは。

出したものを食べないということは。

当人たちも、一般の人たちとでは、そうやっていろいろ問題が起きるが、同じ宗教の人たちと会っているときには、そういう問題が起きない。何の問題もなく、同じものを食べて、同じものを避けることができる。すごく楽だし、共食が盛り上がる。

だからけっきょく、他の友達と会うより、同じ宗教の仲間と会っているほうが楽しくなる。

なるほど、宗教が食べ物を制限するのは、こういう理由かと、私は思った。

他の人たちと食べるものが不一致になることで、他の人たちと疎遠になり、同じものを食べる宗教の仲間との関係がより緊密になるのだ。

もちろん、宗教で食べ物を制限するのは、それだけの理由ではないだろう。「もっと大切な理由がある」と怒られてしまうだろう。

でも、こういう作用のしかたをするのはたしかだし、新興宗教の中には、それをねらって食の戒律を作っているところも確実にあると思う。

食コミュニケーション、共食というのは、親しくない人と人をつなぐ力も強いし、すでに親しい人と人の関係を断つ力も強いのである。

「経験しないとわからない」という壁

というわけで、初対面の相手であっても、すでに親しい関係の相手であっても、こちらが健康であっても、病気であっても、いずれにしても、食コミュニケーション、共食圧力というのは、つねに存在して、強烈に作用する。

だから、うまく食べられない人間は、人間関係もうまくいかなくなる。

これが、食べることに問題が生じてみて、初めて気づいた、私がとても衝撃を受けたことだ。

そして、病気になった後の生きづらさの大きな部分を占めていたことだ。

――とはいえ、共食圧力をかける人たちを責めているわけではない。

共食圧力をかなり意識的にかけている人もいるが、ほとんどの人はそういうわけではない。食を通じて、楽しくつながろうとしているだけだ。

たとえば、同じ山田太一の『高原へいらっしゃい』というドラマで、こんなシーンがある。

あるお婆さんが、みんなに腹を立てて、食事をとらない。自分の皿にのせられたパンも、もとのパン籠《かご》に戻してしまう。

それに対して、ある登場人物が、自分の本当の気持ち、真情をしみじみと語る。

それに感動して、和解する気持ちの芽生えたお婆さんは、パンをとって、自分の皿にのせる。

ただそれだけの動作で、みんなにもお婆さんの気持ちがわかって、誰もがほっとして笑顔になる。

食べることを勧める人が求めているのは、こういうふうなことだ。決して、責められることではない。

また、私だって、人に何らかの圧力をかけてしまっていることはあると思う。ただ、無自覚な場合が多いので、ここに例をあげることができないだけだ。その無自覚さこそ、本当は問題なのだが。

ちょっと思い出すのは、食とは関係のないことだが、私は学生時代、自転車通学していた。自転車でお年寄りの近くを通りすぎるとき、決してぶつからないようにちゃんと距離をとっているのに、それでもお年寄りがびくりとしたり、顔をしかめたりする。そのことを少し不快に思っていた。

「ちゃんとよけているのに、なんでだよ」と。

ところが、自分がお腹の手術をして、ようやくその理由がわかった。開腹手術後はよく歩いたほうがいいので（そのほうが腸閉塞を起こしにくいと言われた）、積極的に散歩に出ていた。だが、なにしろお腹の傷がまだ完全には癒えていないので、素早く動けないし、自転車にぶつかられたりしたら大変なことになる。

そういうときには、自転車でそばを通りすぎられると、とても怖い。こちらはまだ若いし、服を着ていれば、手術したてのほやほやなんてわからないから、相手の側も何の配慮もしてくれない。

そのときに感じたのは、ぶつからないようによけてくれる程度では、ぜんぜん足りないということだ。もしその自転車が突然倒れたとしても大丈夫なくらい、距離をとってほしいのだ。もし自転車が倒れたとき、自分はさっとよけられないし、ぶつかると、痛いくらいではすまないからだ。それは、かなりの距離である。

お年寄りもきっと同じなのだと思う。素早くは動けなくなっているし、ぶつかられて転《こ》けると骨折しかねない。骨折すれば、それをきっかけに寝たきりになりかねない。だから、元気な人間が

「ちゃんとよけた」と思うくらいのレベルでは、怖くてびくりとしたり、顔をしかめてしまうのだろう。

そうわかってからは、お年寄りのそばを自転車で通りすぎるときは、自分が求めていたくらいの距離をとるようになった。そうすると、嫌な顔をするお年寄りは、やはりひとりもいない。

つまり、こういうことは経験しないとわからないのである。

いくら想像力を働かせてみても、「きっとこうだろう」と思いが至るのは、ごくわずかな部分だけで、必ず大きな見逃しがある。近いことを体験してみて、初めてそれがよくわかる。

これは致し方のないことだ。

お年寄りにしろ、病人にしろ、「なってみないとわからない」とたいていの人が言う。

これは本当に絶対的な壁だと思う。

しかし、こうして書いたものを読めば、「ああ、そうなのか」と、それからは想像力も働くようになるのではないだろうか。

詳しい説明をする機会がなく、それを聞く機会もないということが、「経験しないとわからない」にしてしまっているところもある。

幼くして視力を失ったエッセイストの三宮麻由子の講演会を聞いた人から、「経験の先覚者《せんかくしゃ》」という言葉を教えてもらった。三宮麻由子が講演会でよくそういう言い方をしているのだそうだ。もともとは永六輔の言葉で、「先覚者」でなく「先輩」という言葉を使っていたらしい。

経験しなければわからないことを、経験した人がいる。単純に、聞いてみたくないだろうか？　病人や障害者の苦労話とか恨み言とか感動話とか、そういうことではなく、「経験の先覚者」として、その経験を話し、それに耳を傾けてみる。

そうすると、そこにはさまざまな発見があり、病気や障害に何の興味も関心もない人でも、何かしら「面白さ」を感じるのではないだろうか。

たとえば、高い山に登ったり、深い海に潜ったり、未開の地に行ったりした人の話が、自分自身が今後そういうことをする可能性はまったくないとしても、いろいろ興味深く、自分の人生に影響を与えることがあるように。

「食べること」が困難になった後の経験について、私が長々と書いてきたのも、何か文句や主張があるからではなく、「経験しなければわからないこと」について、書けることだけでも書くことで、そのほんの一部だけにしろ、経験していない人にも伝わったとしたら、それは面白いことではないかと思うからだ。

ほんの少しでも「面白い」と思ってもらえたら幸いだ。

懐かしい共食、せつない共食

共食の楽しさを、私も知らないわけではない。

家族と、友達と、いっしょに飲んだり食べたりして楽しかった思い出はいくつもある。

幼い頃、夏休みに田舎の家の縁側で、兄や姉と並んでスイカを食べて、ぷっぷっぷっと、庭にタネの飛ばしっこをしたりしたのを思い出すと、懐かしくてあたたかい気持ちになる。

しかし、一方で、こんなことも思い出す。

病気になった後、家族でスイカを食べることになって、私は無理だと言ったら（タネを飲み込む可能性のある果物は禁止されていた）、冷たいのがいけないのかと勘違いして、「温めて食べればいいじゃない」と誰かが言って、「それはおいしくないでしょ」とみんなが笑った。

私は笑えなかった。

輪から外れたということを感じた、最初の出来事だったのかもしれない。

くだらないことなのに、いまだによく覚えている。

食は、思い出と結びつきやすい。

だからこそ、懐かしいし、せつない……。

新型コロナで「共食」と「個食」の立場が逆転したが……

二〇一九年一一月に新型コロナウイルス（SARS-CoV-2）の発生が確認され、二〇二〇年にパンデミック（世界的流行）となり、日本でも「緊急事態宣言」が出された。

それによって、生活が急激に変化し、さまざまな習慣や価値観が大きく転換した。

食に関しても、これまでと様子が一変した。

大勢でわいわい楽しく食事をするという、これまでよしとされてきたことが、避けるべきこととなり、少人数で、間隔を空けて、しゃべらずに食べることが推奨されるようになった。

しかし、これは考えてみれば、昔の日本の食事の仕方であり、マナーだ。

ちゃぶ台でみんながいっしょに食事というのは、意外に最近のことで、盛んになったのは昭和初期からだ。その前は、銘々膳《めいめいぜん》と言って、ひとりずつ、それぞれのお膳を使って食事をしていた。奈良時代から明治時代までずっとそうだから、こちらの歴史のほうがはるかに長い。

また、食事中にしゃべるのは行儀がよくないと言われて育った人は、今でも少なくないはずだ。とすると、昔の日本の食べ方に戻っただけとも言える。

日本人はそもそも挨拶で相手にふれないし、安易にふれることは失礼とされる。海や川の水で身体を清める、禊《みそぎ》という儀式もあった。

それらが、過去の感染症の大流行によって、そうなったのかどうか、それはわからない。


ともかく、共食よりも個食のほうが、感染リスクがなくて、いいということになったわけだ。肩身のせまい思いをしてきた個食派の人たちにとっては、小気味良い面もあるかもしれない。

しかし、共食圧力は、どんなことがあっても、なくなることはない。その善し悪しは別として。

みんなが自宅にいて集まることができなくなったら、早速、オンライン飲み会が盛んになった。パソコンやスマホの画面を通してさえ、共食したいわけだ。

ただ、「口から何か入ってくるかもしれない」という恐怖を、多くの人が共有したことは大きいと思う。もちろん、もともと誰もがそういう恐怖を心のどこかには持っていたはずだが、今回のことで、それを強く意識することとなった。自分の指さえ、なめると危険という恐怖。

共食が素晴らしいという風潮が戻ってきたとしても、そこには少しはためらいが含まれるようになるかもしれない。

個食は、以前ほど、刺々《とげとげ》しい目で見られなくなるかもしれない。

あるいは、「オレをウイルスあつかいするのか!」と、より共食を迫る人が出てくるかもしれないが……。

第5章

出すこと

悲劇とは
みずから羞《は》ずる所業《しょぎょう》を
敢《あえ》てしなければならぬことである。
この故《ゆえ》に
万人に共通する悲劇は
排泄作用を行うことである。
芥川龍之介（『侏儒の言葉』青空文庫）

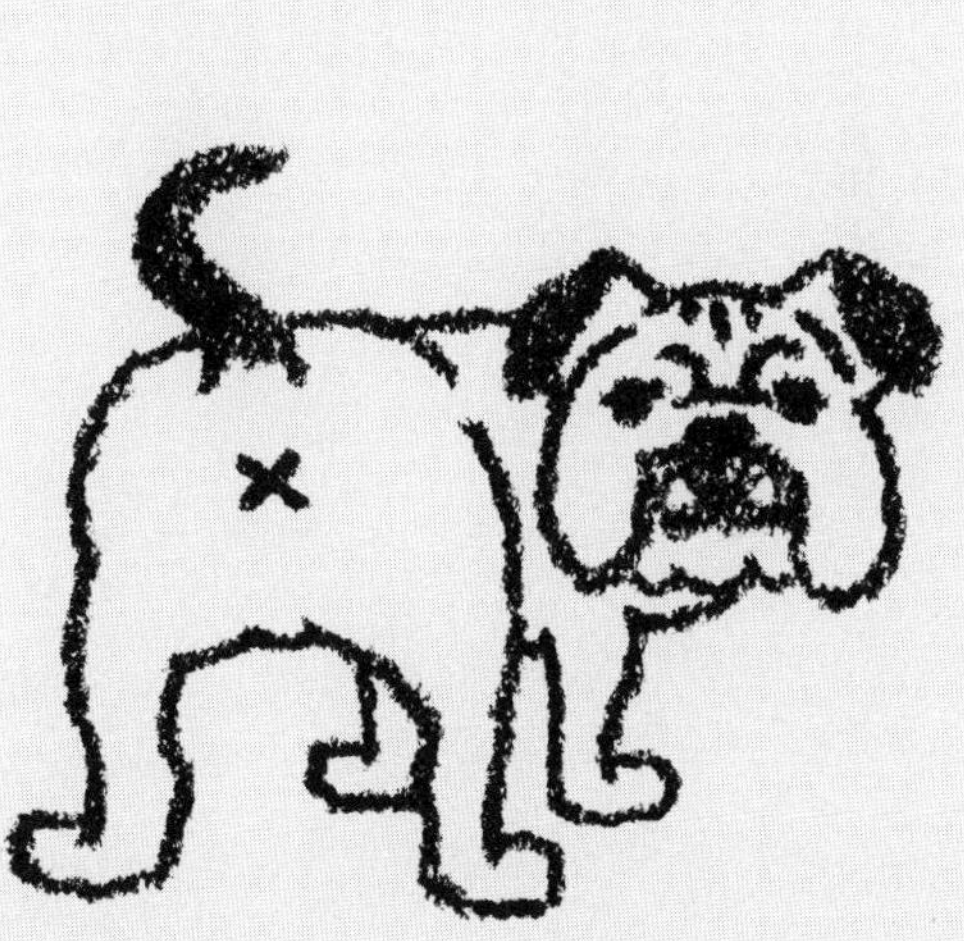

「出すこと」と「恥」

ルイス・ブニュエル監督の『自由の幻想』という映画に、こんなシーンがある。排泄《はいせつ》はみんなでテーブルを囲んで堂々とし（テーブルの周囲には椅子ではなく便器が並んでいる）、食事はそれぞれ小さな個室（トイレのような）の中で隠れてするのだ。

ようするに、食事と排泄の「恥ずかしさの逆転」だ。

食べる姿には隠れたくなるような恥ずかしさがあり、排泄はみんながしている普通のことだ、というふうに通念にゆさぶりをかけているわけだ。

たしかに、理屈で考えれば、食べることは欲望であり、欲望をむき出している食事のほうが恥ずかしく、排泄は生理現象だから恥ずべき点はないとも言える。

実際、東アフリカのイク族は排泄する姿を見られても恥ずかしくないらしい。つまり、「出すこと」と「恥」の結びつきは、人間にとって絶対的なものではないということだ。

しかし、大半の文化では、恥と結びついている。それもまた、意味のあることだろう。

糞尿はきちんと処理しなければ、伝染病などのもとにもなる危険性もある。だから、糞尿を汚《きたな》がり、避けようとする気持ちがあるのは理にかなっている。

とすれば、汚くて避けたいものが、自分のお尻から出てくるのだから、それを恥ずかしいと思うのも、自然なことなのかもしれない。

「出すこと」と「笑い」

昔、ドリフターズの加藤茶に「うんこちんちん」というギャグがあった。『クレヨンしんちゃん』でも、ぶりぶりざえもんが人気で、「拭いてないお尻攻撃」が得意技だったりする。

『うんこ漢字ドリル』（文響社）という、例文がすべてうんこネタの漢字ドリルは、発売から二か月で約百五十万部、現在までに五百万部以上も売れる大ヒットとなった。

下ネタは、いつの時代も人気がある。とくに小学生男子には。

排泄は、それだけで、笑いを呼ぶ。

子どもにとっては、汚く臭いものが、自分や他人の身体から出てくるということが、不思議で、面白いのだろう。

昔は、小学校で、男子が大のほうで用を足していると、上からバケツで水をかけられるということもあったらしい。

それはいじめではなく、学校で大便をする者は、そういう目にあわされて当然という風潮があったのだ。

私自身は、水をかけられた経験はないが、小学校で大のほうに行きたくなって、困ったことはある。

休み時間にトイレに行けば、他の男子が何人かいるだろうから、大のほうに入れば、すぐにバレてしまう。

なので、バレないようにするには、むしろ授業中に行くほうがいい。

授業中、先生に「トイレに行ってきてもいいですか」と告げると、それだけでくすくす笑いが起きる。でも、これなら小のふりができる。小なら、嘲笑《ちょうしょう》もそれだけ少ない。

と、もうひとり、私の友達の男子が「あっ、オレも」と手をあげて、いっしょについてきた。まずいと思ったがしかたない。二人でトイレに行って、小用をすませ、私は「少し授業をさぼってから戻るから、おまえは先に戻ってろよ」と言って、友達を先に教室に戻した。

友達の姿が見えなくなってから、私はあわてて大のほうに行って、用をすませた。

やれやれ、なんとか無事にと、ほっとして教室に戻り、扉を開けると、そのとたん、大爆笑が起こった。クラス中の男子も女子も笑っていた。

一瞬、なんのことかわからなかった。さっきいっしょにトイレに行った友達が、「おまえ、うんこしただろ！　なんか怪しいから、戻るふりして、ずっと見てたんだよ」と言って、私を指さして大笑いしていた。

「なんだよ！　みんなだって、朝、家でうんこしてきただろ！　学校でして何がいけないんだよ！同じことだろ！　笑うんなら、うんこしたことのないやつだけが笑えよ！」と言えたらよかったのだが、もちろん、そんなことは言えなかった。

打ちのめされて、どうしたらいいのかもわからず、無言のまま、よろよろと自分の席について、顔を上げることもできなかった。

その友達というのは、じつは今でも友達で、とても心のやさしい男だ。そういう男でも、小学生男子のときは、大便に関しては、こういうことをする。見逃せない、笑いのネタなのだ。

大人になれば、もちろん大便に行く人がいても、何も思わないだろうし、笑う人もいない。しかし、うんこに何かおかしみがあるというのは、大人になってもずっと残っている感覚ではないだろうか。

「出すこと」と「孤独」

食事には「みんなでいっしょにする」という面がある。そのことが、「食べること」の困難につながっているのは、前に書いた。

排泄の場合は、そういう困難はない。

幼い頃はともかく、ある程度大きくなると、排泄は小さな個室でひとりで行うようになる。

かなり大きくなるまで親といっしょにお風呂に入る人でも、トイレのほうは、それよりずっと前に、ひとりで入るようになるだろう。

みんなでいっしょに食事をしているときも、「ちょっと失礼」と席を立って、トイレという小さな個室に閉じ籠もり、みんなに隠れて、自分だけの排泄を行うのである。

先に紹介したように、ルイス・ブニュエル監督の『自由の幻想』という映画では、それを逆転させていた。排泄はみんなでテーブルを囲んで堂々とし、「ちょっと失礼」と席を立って、小さな個室に入って、そこでひとりで隠れて食事をする。そして、また何食わぬ顔で（この場合、まさに適切な表現だが）、みんなのところに戻る。

そうやって逆転されてみると、あたりまえに思っていた、「排泄はひとりで隠れてする」ということも、なんだか不思議な気がしてくる。

排泄は隠蔽《いんぺい》され、当人以外、誰も知ることはない。

何も問題が起きなければ、これはいちばんいい状態だろう。

ただ、いったん何か問題が起きると、ひどく孤独なことになる。

小さな個室の中で、自分だけの秘密に苦しむことになる。

人に気づいてもらうことも難しい。

「出すこと」と「介護」

ドラマや映画では、食べるシーンはたくさん出てくるが、排泄のシーンはあまり出てこない。

そのことを不自然にもあまり思わない。

縛られて閉じ込められていたようなシーンでも、脱水で弱ったりはしていても、糞尿にまみれていたりはしない。

しかし、いったん、病気やケガや障害で動けなくなってみると、いちばん困るのは、排泄だ。

食べるものは、まだ知り合いに買ってきてもらうことができる。しかし、下の世話となると、かなり親しい相手でも頼むのはためらわれるだろう。

とはいえ、寝たきりで身動きがとれなかったりすれば、どうしようもない。これぱっかりはずっとしないままでいることはできない。

軽視していた排泄に、いちばん苦しめられ、それをどうするかで頭がいっぱいになってしまうのだ。

我慢しきれずに出して、それを自力ではきれいに拭《ふ》いたりできない場合、そうとう悲惨なことになってしまう。

人は生まれてきてしばらくはずっと漏らしている。大小便を漏らさない赤ちゃんなどいない。

そして、歳をとると、また漏らすようになる。

人生の最初と最後には漏らすのだ。

でも、最初と最後では、ずいぶんちがいがある。

赤ちゃんのとき、親に下の世話をされてつらかったという人はいないだろう。

しかし、老人の場合は、家族や介護の人に、下の世話をされることに、屈辱を感じる人もいる。

ケガや病気や障害で、もっと若くして、下の世話を人にしてもらう場合も、屈辱を感じる人がいる。

下の世話をするほうも、赤ちゃんなら愛情を持って世話をできても、相手が大人や老人の場合は、なかなかそうもいかない。人は、成長していかないものに愛情を持ちにくい。

排泄が月一回くらいなら、ずいぶん楽なのだが、そうはいかない。排泄は毎日のことだ。生きている限り、くり返される。今日は忙しいからなしでというわけにいかない。

小はまだいいが、大は大変だ。

二十歳で病院に入院したとき、看護師さんがいかに下の世話で大変か、かいま見るだけでもかなり驚き、こんな仕事を引き受けてくれるとは、本当に天使としか思えないと感嘆したものだ。

「清いものは常に汚れたものの中から生まれ出で、光り輝くものは常に暗闇の中から生まれ出る」（洪自誠『菜根譚』）という言葉を思い出したりもした。


私の祖父は、私にはとてもやさしい人だったが、若い頃はお膳《ぜん》をひっくり返して怒るような暴君であったらしい。そんな人はマンガの中にしか存在しないと思っていたら、じつは身近に実在していたことに、なにより驚いた。

幼い頃の父と祖母は、よく二人で抱き合って泣いていたらしい。

そんな祖母が病気で寝込んで、下の世話を人にしてもらわなければならなくなったとき、意外にも祖父がそれをすべてやったそうだ。祖母が亡くなるまで、何年もずっと。

通常なら、嫁の仕事とされていた時代だが、嫁にはやらせなかった。嫁というのが私の母だが、「あれは不思議だった」と言っていた。当時は、そういう男性はあまりいなかったようだ。

祖母に屈辱を味わわせたくなかったらしい。そんなやさしさがあれば、お膳をひっくり返さなければいいわけだが、なぜ下の世話だけ、そこまでこだわったのか、よくわからない。

下の世話には、お膳をひっくり返すような男の態度まで一変させるような、何かがあるということか。

「出すこと」と「漏らすこと」

「出すこと」と「漏らすこと」は、同じ排泄ではあっても、まったく異なる出来事だ。「出すこと」の恥ずかしさは、「漏らすこと」によって頂点に達する。

たとえば、会社に行って、自分の職場で、いっしょに働いている仲間たちの前で、大便を漏らしてしまったとしたら、どうだろう。

それも、下痢をしていて、スカートならもちろん、ズボンでも裾《すそ》から流れ出して、床一面に自分の便が広がってしまったとしたら……。

そのときの自分の心境と、周囲の反応を想像してみてほしい。

最悪としか言いようがないだろう。

これが、嘔吐《おうと》して、床一面に吐瀉物《としゃぶつ》をぶちまけたのなら、まだましだ。嘔吐の場合も、かなり顰蹙《ひんしゅく》を買うだろう。臭気もきついし、始末するのも汚くて大変だ。病気が伝染する場合もある。しかし、病気のせいなら、やはり同情もされるし、飲み過ぎなどのせいなら激しく非難され嘲笑されるだろうけど、それでも会社を辞めることを考えるほどではない。

しかし、大便だとどうだろう？　職場の床に自分の便が広がってしまったとしたら、それが病気や食あたりのせいでしかたなかったとしても、もうとても職場には戻れないのではないだろうか。

もちろん、そのせいで辞めろとは言われないだろう。しかし、自分自身が恥ずかしくて、とても行けないのではないだろうか。そして、周囲も、どんな顔をして接したらいいのか、困ってしまうだろう。

病気や食あたりなどのせいなら、周囲は同情してくれるだろう。責める人はいないと思う。しかし、以前通りに接してもらえるようになるまでは、そうとうな時間がかかると思うし、下手をするともう無理かもしれない。お互いにとってトラウマとなり、それはお互いが離れることでしか、なかなか逃れがたいものがあるだろう。

なぜ、「漏らすこと」だけが、そこまで人に心理的なダメージを与えるのか。

嘔吐は、まだしも「食べること」に属する。人前でやっても、なんとか許されるぎりぎりのところに位置する。

大便を「漏らす」というのは、個室の中の秘められた行為であるべき排泄を、人前でやってしまうということだ。

誰もが隠していることを、あらわにしてしまう。周囲の人間は、そのことからくる、いら立ちや怒りを心のどこかで感じるだろう。いたたまれなさもあるだろう。

みんなちゃんとコントロールしていることなのに、それをしそこねたということへの軽蔑もあるだろう。あわれみも感じるかもしれない。

そして、笑い。とくに小学生男子などの場合は、大便に行くだけでも大爆笑なのだから、漏らしたりすれば、ずっと語りぐさになってしまう。

実際、高校のときに、勉強もスポーツもできて容姿もすぐれている学級委員の男子が、問題を起こした男子に注意をしているとき、「偉そうなことを言ったって、おまえ、幼稚園のときにうんこ漏らしたじゃないか！」と言い返されて、それだけでもう何を言えなくなってしまったのを目撃したことがある。

そういうことは他にも何度かあった。

幼稚園のときにうんこを漏らすくらいは、誰にでもありうることで、そんなに恥ずべきことでもない。にもかかわらず、「おまえは昔、うんこをもらした」と言うだけで、完全に非のある側が、正しいことを言っている側を黙らせてしまうことができるのだ。

うんこを漏らすって、なんておそろしいことなんだと思ったものだ。

大人になって漏らした場合、周囲も笑うということはないだろう。むしろ、「笑えない」と感じるだろう。

この「笑えない」ことをしてしまうというのも、当人にとって大変な屈辱である。周囲にとっても大変に気まずい。

その人はもはや偉そうな態度をとることは難しいだろう。偉そうにすれば、口には出さなくとも「漏らしたことがあるくせに」と思う人がきっといる。少なくとも、「きっといる」と当人は感じる。

その点では、おそらく大人も子どもも大差はない。

人前で恥をかくと、他人に服従しやすくなる

こんな心理実験がある。

トイレから出てきた人に、ものを頼むのだ。お金を貸してくれとか、何か持ってきてくれとか。そうすると、別の場所で頼むよりも、はるかに高確率でＯＫしてもらえるのだ（菅原健介『人はなぜ恥ずかしがるのか』サイエンス社）。

なぜか？　排泄は恥ずかしいことであり、「人前で恥をかくと、他人に服従しやすくなる」のだ。


この心理実験を知ったとき、中学生のときのことを思い出した。

ある女子が、授業中にトイレに行った。限界まで我慢していたらしく、漏れそうになっているのがわかる歩き方だった。

戻ってきてからも、授業中、ずっと恥ずかしそうにうつむいていた。

その後の休み時間に、ある男子が、その女子の前の席に逆向きに座り、その女子を正面から見つめて、「次の日曜日に映画に行こう」と、デートに誘ったのだ。

その男子は日頃、その女子からまるで相手にされていなかった。高嶺《たかね》の花だったのだ。それなのに、よりによってなんでこんなタイミングで誘うんだと、誰もが思った。

ところが、その女子は、小さな声で、「……うん」と返事したのだ。

それが聞こえた周囲のクラスメートはみんな驚いた。「なぜ？」と思った。何かとても不思議な感じだった。誰も声を出さなかった。

今思うと、あのタイミングで、高圧的な態度で誘ったあの男子は、なんとも人間心理を心得ていて、おそろしい人物である。

恥をかくと、服従しやすくなるということは、他の心理実験でも証明されているようだ。兵士が捕虜を辱《はずかし》めたり、看守が囚人を辱めたりという事件がよく起きるが、そうやって恥をかかせたほうが、囚人がおとなしく言うことをきいて、あつかいやすくなるということを、経験的に感じているからだ。

支配欲を満たそうとする人は、自然と、人に恥をかかせようとする。いじめをする子どももそうだし、女性を辱めようとする男性もそう。

昔は、新入社員は宴会で恥ずかしい芸をさせられたが、それも、恥をかかせておけば、あつかいやすくなるからだ。だから上司は、芸をやらないことを許さない。

「態度のデカいやつだ。恥をかかせてやる」などと陰口をたたいたりするのも、恥をかかせればデカい態度はとれなくなるということを、じつはみんなよくわかっているからだ。

「恥」というのは、じつにおそろしい。

そして、排泄と恥は強く結びついている。

恐ろしい告白

作家ミラン・クンデラの評論集に、こんな一節があった。

一九七二年のことであった。わたしはプラハ郊外の、ひとに貸してもらったアパルトマンで、ひとりの若い娘と会った。

（中略）彼女の腸がたえず動揺をきたしていた。ひどく蒼白《そうはく》な顔をし、わたしたちの話し合いの最中にも、たえず部屋を出てトイレに行った。——その結果、わたしたちの出会いはずっと、貯水槽をみたす水の音に伴われることになった。

わたしはかなりまえから彼女を知っていた。彼女は知的で、機知に富み、みずからの感情を完全に抑制することができ、いつも完璧な服装をしていた。その服装は、立ち居振る舞いと同様、彼女の裸の姿をちらりとでもかいま見ることができるような、どんなちいさな隙《すき》も見せなかった。（中略）

トイレの貯水槽をみたす水の音がほとんど止むことがなかったが、わたしは突然、彼女をレイプしたくなった。わたしにはじぶんの言っていることが分かっている。彼女をレイプするのであって、彼女とセックスするのではない。わたしは彼女の愛情を欲していなかった。

ミラン・クンデラ（『出会い』西永良成＝訳、河出書房新社）

なんとも恐ろしい告白である。

これを読んだだけで、クンデラを嫌いになってしまう人もいるかもしれない。私も下痢サイドにいる人間だけに、気分が悪くなって、この本をここから先、読めなくなってしまった。

しかし、日頃はすきのない女性が、蒼白な顔をし、目の前で何度もトイレに行き、その水音まで聞こえていることで、彼は強烈な征服欲、支配欲のようなものにとらわれるのだ。

誰もこの作家ほど正直に口にしないだけで、心のどこかには、そういう心理が潜んでいるのだろう。

トイレに行って恥ずかしいというのは、とるにたらないことのようだが、決してそうとばかりも言えない。

喜劇的な悲劇は、よけいに悲劇

私の病気の基本的な症状は、下痢だ。

桂米朝が『卯《う》の日詣《まい》り』という落語の枕《まくら》で、

病《やまい》にも色気のあるなしがあるちゅうんですが

(『米朝落語全集 増補改訂版』第一巻、創元社)


と語っていたが、まったくだ。

新撰組の沖田総司などは、咳《せき》だから色気があるわけで、あれがもし下痢で、斬り合いの最中に、咳き込んでいるのではなく、漏れそうになっていたとしたら、色気もなにもあったものではない。

病気に色気があったってなくたって、それどころじゃないだろうと思うかもしれないが、悲劇なのに、喜劇っぽいというのは、当人にとっては、よけい悲劇なのだ。

昔、たまたまテレビで見た映画で、タイトルも覚えていないのだが（たしかイギリス映画で、ルパート・エヴェレットが主演だったと思うのだが、調べてもわからないから、ちがうかもしれない）、主人公の青年は、少年の頃に父親を亡くしたことが、ずっと心の痛手となっている。

通りに面したアパートのベランダで豚を飼っていた人がいて、ある日、大きく育った豚の重みで、ついにベランダが壊れ、豚が下に落下した。ちょうど下を歩いていた男がいて、豚につぶされて死んでしまった。

それが主人公の青年の父親なのだ。父を亡くしただけでも悲しいのに、父の死は、空から降ってきた豚にあたって死んだというので、必ず笑いを誘う。自分は悲しいのに、人は笑う。そのせいで、彼はずっと父の死の悲しみを乗り越えられずにいるのだ。

彼は、好きな女性ができるたびに、父の死の話をする。「少年の頃に父を亡くして……」と話し始めると、相手の女性は「まあ」と同情して、彼にやさしくふれ、なぐさめようとする。しかし、豚の話をすると、みんな笑い出してしまう。彼はガッカリして、もうその女性とはつきあう気がしなくなってしまうのだ。

ある日、彼はある女性を本当に好きになっていく。だけど、そうなると今度は、父の死の話がなかなかできない。また笑われてしまったらどうしよう。でも、ついに意を決して、豚が上から落ちてきて死んだという話をする、彼女は笑わない。涙が頬をつたい、「なんて悲しい……」と彼を抱きしめる。彼は心から感動する。

愛する女性が泣いてくれたことで、初めて彼は父の死を乗り越えることができるというハッピーエンドだ。

「なんだ、その映画？」と思うかもしれない。私も不思議な映画だなあと思った。今回、ネットでいろいろ調べても、タイトルもわからなかった。きっとあまり評判にならなかったのだろう。

しかし、自分自身が、難病という悲劇でありながら、下痢で漏らすという喜劇的な病気になったとき、この映画のことを思い出した。

主人公の青年の気持ちがすごくよくわかった。泣いてくれる誰かがいたら、それは感動するだろうと思った。

必死だから笑える

私は病気になったとき、最初はその深刻さに気づかず、ただのひどい下痢だと思っていたので、自分でも喜劇的に感じていた。

「また、ぴーぴーだ」と笑ったりしていた。

それがだんだんひどくなり、血が混じるようになり、粘液と血の混じったものになり、さらに血だけになっていって、高熱と痛みでもがいて壁をかきむしるようになって、友達が病院にかつぎ込んでくれたのは、前にも書いた通りだ。

そういう病人は、トイレの近くの病室に入れてほしかったが、突然の入院だったから、そうもいかなかったのだろう。私の病室は、トイレからかなり離れていた。

そして、二十四時間ずっと点滴をしていた。

つまり、点滴スタンドを転がして、トイレまで行かなければならないのだ。

ひとりで行くのでも間に合いそうにないのに、そんなやっかいな連れができてしまったのだ。

しかも、この点滴スタンドが古かったのか、キャスターがキュルキュルとせつなそうな音を立てて、うまく回ってくれない。早い速度で転がそうとすると、つっかかって、倒れそうになる。

点滴スタンドというのは、上に点滴がつるしてあるから、倒れやすいのだ。私の場合、いつも二つか三つ、ぶら下がっていた。一つは瓶《びん》のこともあった。しかも、手に刺してある点滴ではなく、胸の中に先が入り込んでいる中心静脈栄養だ。倒してしまうと、かなりまずいのではないかと思った。

倒さないよう、ぐっと手に力を入れる。しかし、下痢して、必死で我慢しながら急いでいるときに、途中でつっかかったりすると、それだけで漏れそうになる。さらに点滴スタンドが倒れそうになって、あっと力を入れたりすると、もう本当に危険。

しかたないから、点滴スタンドを少し持ち上げて、ヤリでも持っているようにして、トイレに走っていくのだ。

廊下ですれちがうお年寄りたちが驚いて、「若い人は元気でいいねえ」などと、うらやましそうに言う。

冗談じゃない。元気だからやっているんじゃない。そもそも、歳をとってから初めて入院するあんたたちのほうが、ずっと元気なんだよ！

そんなことを思いながらも、もちろん言い返している余裕はないから、ただもうトイレだけを目指す。

このときほど、チャップリンのこの言葉を実感したことはない。

人生はクローズアップで見れば悲劇　ロングショットで見れば喜劇。

血液検査のために採血しただけで気を失うほど貧血で、二十六キロくらい体重が減って、受話器を持っても手が震えるほど、やせ衰えた人間が、点滴スタンドを掲げて、トイレに走っていくのである。はためにはずいぶん笑える姿だっただろうし、当人にはよけいに悲劇だった。

お見舞いは、持ってくる人のもの

お見舞いに花を持ってきてくれる人たちに、「花とかはいらないから、クレ556（浸透潤滑剤）を買ってきて」と頼むのだが、たいてい笑って、なかなか相手にしてくれない。

こっちは必死で求めているのに、理不尽にも買ってきてくれないのだ。

お見舞いに来る人というのは、お見舞いらしいものを持ってきたいようで、こちらの要望は聞いてくれない。

私はもともと切り花は嫌いで、「病気のときに、枯れるところを見たくないし、捨てるのも嫌だから」と理由つきで断っても、また切り花を持ってくる。

こっちが根負けして、「じゃあ、せめて鉢植えにして。それならすぐには枯れないから」と言っても、「鉢植えは『根付く』って言って、縁起がよくないらしいよ」と、一般的なマナーを優先して、こっちの希望を無視する。

たいていの人がそんなふうなので驚いた。

お見舞いの品というのは、こんなにままならないものなのかと思った。

お見舞いの品というのは、こっちのために持って来てくれるのだから、こっちのものだと思っていたのが、そうではなく、あくまで持ってくる人のものであるようだ。


余談になるが、後に、病気とはぜんぜん関係なく、恋愛話で、「こっちが欲しがっているものではなく、自分がプレゼントしたいものを贈ってくる男が多くて困る」という話を女性がしていたとき、大いに賛同してしまった。

入院中のお見舞いの経験から、自分が贈りたいものではなく、こっちが求めているものをちゃんとくれという思いが、すごくあったからだ。

だから私は、好きな女性から、「シャワーヘッドがほしい」と言われたとき、ちゃんとシャワーヘッドをプレゼントした。友達からあきれられ、「おまえ、それは確実にふられるよ」と言われたが、そんなことはなかった。


それはともかく、ちゃんとクレ556を買ってきてくれた人がいて、この人はほんと素晴らしいなと思った。そういう人はなかなかいないから貴重だ。

そのクレ556を点滴スタンドのキャスターにスプレーし、ちゃんと動くようになったときには、とても感動した。人間、追い詰められると、点滴スタンドがスムーズに転がるだけでも、ずいぶん幸せを感じられる。

もっとも自分でも、病気で入院しているのに、なんでクレ556をスプレーしているんだと、不思議な気がしたが。

百里を行く者は九十里を半ばとす

そんなトイレへの駆け込みを、一日に二十回以上やるのだ。

それだけでもへとへとになる。

便意自体も、通常の下痢よりも、かなり激しい。そして、少しちがう感覚だ。

元気だった頃に、一家全員で生牡蠣にあたり、何日も枕を並べて寝込んだことがある。それ以来、うちでは誰ひとり生牡蠣は食べない。それほどこりた下痢だった。その下痢と比べても、潰瘍性大腸炎で症状がひどいときの下痢は、すごい。

通常の便意というのは、波が寄せてきて、また引いていて、またもう少し強い波が寄せてきて、引いていき、ということをくり返して、だんだん大きな波になっていく。つまり、少し猶予《ゆうよ》がある。潰瘍性大腸炎の下痢の場合、いきなり大波が押し寄せてくる。ノックなしだ。少しでいいから猶予がほしいとよく思ったものだ。

それでも、頑張って我慢する。

とにかく、なるべくトイレに行かずに我慢するほうが、症状がましになる気がした。なので、横になって、ずっと持続する便意を、ずっと我慢している。

もう無理、このままでは危険だと思うと、ゆっくり立ち上がる。これがまた難しい。スムーズに動かないと、決壊してしまいかねない。

立ち上がると、急激に便意が増す。重力のせいなのだろうか。ここからはゆっくりはしていられない。今までとちがい、なるべく急がないといけない。

しかし、もちろん、大胆に走ったりはできない。我慢しながらだから、動作に限界がある。

そして、これが恐ろしいのだが、いちばん危険なのは、トイレに着いてからなのだ。

私はこのときほど「百里を行く者は九十里を半ばとす」という言葉が身にしみたことはない。ようやくトイレに着いた、さらに大のほうのドアの前まで着いたというときが、いちばん危ないのである。

これは一般の方でも経験があるだろう。トイレまではなんとか我慢できたのに、トイレに着くと、漏れそうになったということが。

もはや手は震え、うまくドアが開けられず、点滴スタンドがあるので、さらに中に入るのに手間取り、ガチャガチャと点滴スタンドをあちこちにぶつけ、ズボンと下着を乱暴に素早く下ろす――それでなんとか間に合えば、まだいいわけで、普通なら、ほっとひと安心というところだ。

だが、病気の下痢なので、そこからまたひと苦しみある。普通の下痢でも、しぶりっ腹で苦しむということがあるだろう。

病気の下痢では、これがひどい。排泄後にすっきりどころか、その後が苦しみのピークとさえ言える。もう血しか出ていないのに、排便を終えることができない。なるべく血を流したくないのに無理。お腹が痛み、身をよじって苦しむ。うめき声が出る。脂汗が流れる。

ようやくそこから脱しても、腸がダメージを受けた感じが長く残る。だから、なるべく排泄しないようにしようとする。

あああ

健康な人の場合、かなり激しい下痢になっても、漏らすということはないのではないだろうか。漏らしそうになることはあっても、なんとかぎりぎり間に合うものだろう。

しかし、病気の下痢では、そうはいかなかった。

入院して、トイレが遠くて、点滴につながれたときから、いつか間に合わずに漏らしてしまうのではという不安を抱いていたが、ついにそれが現実になるときが来てしまった。

この漏らすときのせつなさというのは、想像以上だった。

トイレの前まで行って、うまく大の中に入れなかった。点滴スタンドと点滴の管がからみ合ってしまって、排便を我慢している状態ではそれをうまくほどけず、そのままでは便器にしゃがむことができない。といって、点滴の管を乱暴にむしったりしてしまうわけにもいかない。

ああああと思っているうち、漏れてしまった。少しくらいなら、それでも耐えて、なんとかしようとしただろうが、かなり出てしまった。あっ、もうダメだと思った。そうすると、あきらめてしまうのだろうか、それともいったん勢いがつくと止められないのだろうか、あるいは、もうこうなったら堕《お》ちるところまで堕ちてしまえという自虐《じぎゃく》的な気持ちになるのかもしれない。自分でもそこのところはよくわからないのだが、とにかく最後まですべて出し切ってしまうのだ。

その後の気持ちは形容しがたい。現実の気がしない。しかし、まぎれもない現実だ。頬を叩《たた》くまでもなく、下半身が便にまみれているのだから、その感覚が現実だと思い知らせてくれる。なんて現実だと思う。


夜中だった。他には誰もトイレにいなかった。トイレの外も薄暗く、わりとひっそりと静かだった。誰にもまだ見られていない。誰もまだ私が漏らしたことを知らない。

しかし、こうなってしまっては、自分ひとりではどうしようもない。自分で、自分が漏らしたことを人に知らせるしかない。他の患者さんの誰かに見られて騒がれるより、先に看護師さんに知らせるほうがましだとも思った。

そこにちょうど看護師さんがひとりやってきた。トイレの大のドアの前で、漏らして立ちつくしている私を見て、向こうも「あっ」となった。

若い女性の看護師さんだった。すごく迷惑そうな顔になった。「自分でなんとかできますか?」と言われた。私は急に、このまま見捨てられると困るとあせって、「拭《ふ》きたいんで、お湯とタオルとかもらえませんか?」と頼んだ。よくそんな冷静な頼みができるなと、自分で驚いた。

ところが、「こんな夜中にお湯は沸《わ》かせませんよ」と断られた。これは今考えても不思議だ。当時だって、どこかひねればお湯の出るところはあったと思うのだけど（古い病院で、トイレの蛇口は水しか出なかった）。

私は「水でもいいんで」と譲歩した。たしか、寒いときで、水はきついと内心思ったのを覚えている。「じゃあ、これで」と看護師さんは、トイレ掃除用のバケツにその場で水を汲んで、そのバケツにかけてあった雑巾といっしょに私の足元に置いた。「これで自分で綺麗にしてくださいね」そう言って、看護師さんは去って行った。

当時の私は潔癖症ではなかったが、トイレ掃除用のバケツと雑巾で自分の身体を拭くというのは、さすがにそれはないだろうと思った。でも、他にどうしようもない。トイレをこのままにしておいたら、他の人に迷惑がかかる。しかたなしに、そのバケツと雑巾でなんとか始末した。身体が震えていた。水が冷たいせいなのか、漏らして動揺したせいなのか、よくわからなかった。

汚い雑巾で自分の足についた便を拭きながら、私は自分が泣くんじゃないかと思った。でも、泣かなかった。泣かないんだな、と、ちょっと不思議に思ったりした。

「漏らすこと」と「尊厳」

この後、私は、失感情症状態になってしまった。

といっても、そう診断されたわけでなく、後から調べて、そうだったのかなと自分で思っただけだ。

とにかく、何の感情もなくなってしまった。病気で悲しんでいたのも、悲しくなくなった。では楽になったかというと、そういうわけではなく、笑うこともできないし、微笑むことさえできない。

とにかく、感情というものがない。泣くも怒るも笑うもなんにもない。まったくの白紙なのだ。これは奇妙だし、おかしいと、自分でも思った。

他の人から何を言われても、無表情でいることしかできなかった。周囲からも、何か少し様子がおかしいと不審がられていたと思う。

平静なのとはぜんぜんちがう。平静というのは、海にたとえると、凪《なぎ》のようなものだろう。それなら、じつにいい感じだ。

そうではなく、まったくしんとして、海面にまったく波がなく、風もなく、音もない、そんな感じなのだ。そんな海を前にしたら、自分が死んでいるような気がするのではないだろうか。

たかが漏らしたくらいで、失感情症状態になるなんて、情けない、精神が弱すぎると思う人もいるだろう。私もそう思わないでもない。

しかし、まだ二十歳で、前途洋々だったのが、突然、難病になり、トイレで漏らして、トイレのバケツと雑巾でその始末をさせられると、これはやっぱり、こたえたのだと思う。

漏らすということには、何か人の尊厳をいちじるしく損《そこ》なうものがある。

筒井康隆が『コレラ』という小説で、人前で下痢便を漏らす女性について、こう描写している。

「あ、あ、あああ、あ」
人間が、この世で最も貴重だと思っているものを失う瞬間に思わず知らず口腔から洩《も》らすあの悲痛な嘆声と吐息を、彼女もまた洩らした。

筒井康隆（『如菩薩団 ピカレスク短篇集』角川文庫）

筒井康隆はもちろん、読者の爆笑を誘うためにこう書いているわけだが、ここには一抹《いちまつ》の真理もとらえられている。

「この世で最も貴重だと思っているもの」とまではいかないかもしれないが、漏らすということは、何かを失うことだ。

その何かにいちばん近いのは「尊厳」だと思う。

漏らしたくらいで、人としての尊厳を失ったと騒ぐこと自体が、また喜劇的ではあるが、先にも書いたように、「恥」というのは、人に大きく作用するのだ。

人に怒るためには、いくらかの余裕が必要

病院のトイレで漏らして看護師さんにトイレのバケツと雑巾で自分の身体も拭かされた経験は、『絶望読書』（河出文庫）という本でも少し書いたことがある。

そのとき、「ひどい看護師さんですね！」という反響をいくつももらって、ちょっと戸惑った。

私は看護師さんにはとても感謝しているのである。素晴らしい人がたくさんいた。どれほど助けてもらったかしれない。その感謝の気持ちをいつかちゃんと書きたいと思っていたのに、こんなエピソードだけ紹介したのでは、看護師さんを非難しているかのようだ。それはまったく本意ではな

かったので、あわてたのだ。

戸惑った理由はもうひとつあって、私はその看護師さんのことを、ひどいとはまったく思っていなかったのだ

「ひどいとは思っていませんし、恨《うら》んでもいませんよ」と、感想をくださった方に返事をしていて、ふと、自分で不思議になった。

なんで、恨んでないんだろう？

どう考えても、この看護師さんの対応は問題があると思う。漏らした男の始末なんてしたくないのは当然として、せめてお湯くらいは用意してくれてもいいと思うし、少なくとも、トイレのバケツと雑巾はないのではないだろうか？

でも、まったく恨む気持ちがないのだ。いい人ぶっているとかではなく、まるっきりそういう気持ちが湧《わ》いてこない。

なぜか？

おそらく、そのときの私には、相手を恨む余裕がなかったのだと思う。自分のことでせいいっぱいで、人のことを恨む余裕がなかったのだと思う。

人に怒ったり恨んだりするためには、いくらかの精神的な余裕が必要なようだ。

そして、そのときに怒れなかったことは、後になっても怒れないようだ。

今、そのときのことを思い出してみて、理性ではひどいなあと思うけど、感情としては怒りがこみあげてこない。やっぱり今も、まったく怒っていないのである。不思議な感じだ。

忘れられないはずのことを忘れる

その看護師さんを恨んでいないのには、もうひとつ理由があるかもしれない。ひどい目にあわされた看護師さんは、この人ひとりだけだと思っていたのだが、この原稿を書いていると、いろいろ当時のことを思い出してきて、そうすると、かなりひどい目にあわされた看護師さんが、あと二、三人はいる。

なのに、すっかり忘れていた。でも、忘れられるようなことではない。とすると、どうやら記憶を封印していたらしいのだ。

これは自分でも意外だった。他人に隠していることはあっても、自分にまで隠していることがあるとは思わなかった。

これは、誘拐された人が、誘拐犯をいい人だと思ってしまうのに近いような心理が働いたのかもしれない。

看護師さんは実際に医療処置をする人たちで、かなり命を握られている。そういう人たちに、よくない人がいるとは思いたくない。みんないい人であってほしい。ひどい人なんか、ひとりもいてほしくない。

そういう気持ちが働いているのかもしれない。今現在も看護師さんをすごく頼りにしているから、よけいに。

しかしまあ、それでも数人だ。私がこれまで会ってきた看護師さんの数は膨大である。その中で数人だけなのだから、きわめて少ない。どんな集団だって、ひどい人の数はもっと多いだろう。

そして、本当に驚くほど素敵な看護師さんは、数人どころではなく、じつにたくさんいた。

私の看護師さんへの感謝、「看護師」という言葉を口にするだけで心あたたまる気持ちになるのは、素直な本当の気持ちなのだと思う。

普通にあつかわれることの安堵感

漏らしたのは、そのトイレでの一回だけではない。

ある朝、起きて、洗面所に歯を磨きに行こうとすると、その途中の廊下で、別の患者さんから、「お尻のところが汚れているよ」と言われた。何かがついてしまったのかと思ったが、その人はかなり言いにくそうな様子だった。なんだかまぶしいものでも見るように、目をそらし気味にしていた。

はっとして、もしかしてと思って、あわてて病室に戻り、パジャマを脱いで確認すると、漏らしていた……。

下着とパジャマだけであることを願いながら、ベッドを確認すると、お尻のあたりにシミができていた。せめてシーツだけであることを願ったが、その願いもかなわず、その下のマットまで汚れていた。

少量ではあるが、寝ている間に、漏らしてしまったのである。

パジャマのお尻が汚れているところを人に見られたというのも恥ずかしかったし、寝ている間に漏らすようになってしまったということになると、もうこれは制御のしようがないと、暗い気持ちになった。

そのままにもしておけないので、看護師さんに告げた。面倒くさがられて、定期的なシーツ交換のときまでそのままでいろと言われるかと思ったが、今度の看護師さんはそんなふうではなく、はいはいと、てきぱきとシーツを交換してくれた。マットはそのまま使えと言われることを覚悟していたが、そんなこともなく、マットも交換してくれた。

しかも、とても事務的に、ごく普通のことのように、作業してくれた。しかたないわねえと不快そうにすることもなく、逆に、恥ずかしがらなくてもいいのよなどと励ますこともなかった。ごく普通のこととして、なんでもなく作業してくれた。

それがとても嬉しかった。普通のことのようにしてもらえると、普通のことのような気がしてきて（二十歳の男が寝ている間に大を漏らして普通のはずがないが）、替えてもらったシーツの上に横になったときは、洗い立ての手ざわりが心地よかった。

なお、他人がお尻のところを汚していて、当人は気づいてなさそうなとき、これはなかなか教えられないものだ。

当人がショックを受けることだし、恥をかかせることにもなる。でも、そのままでは、よけいに恥をかくことになる。

みんな、「ああ……」と、哀しい戸惑いの表情をしながら、なかなか教えることができない。誰か教えてくれる人が現れてくれるといいのにと思う。

なので、私に教えてくれた人は、勇気のある、ありがたい人だ。漏らしたショックが大きくて、相手のことはあまり覚えていないのだが。

おばあさんの恥じらい

さだまさしの『療養所《サナトリウム》』という曲は、若い青年が入院中に、雑居病棟でおばあさんと仲良くなり、先に退院していくときに、そのおばあさんのことを心配するという内容だ。

私はこの曲を聴くと、どうしても泣けてくるが、それは私自身も、入院中に、おばあさんと仲良くなったことがあるからだ。

男女の病室は別だけど、そこの病院では、歩ける患者に関しては、食事のときは食堂で男女関係なく自由に席に座って食べていた。私は長く絶食だったから、食堂に行くようになったのは、ずいぶん病状が回復してからだった。

そこで、そのおばあさんと出会った。とても上品な感じのする人だった。質素だったが、いつも身ぎれいにして、にこにこ微笑みをたたえ、物静かだった。きちんと丁寧に暮らしてきた人という感じがした。女優で言うと、八千草薫さんのような感じの人だった。

たしか肝臓の病気だったと思う。もう何か月も入院していて、さらにまだ何か月も退院できないということだった。

そのとき私が読んでいた、『日本掌編小説秀作選』（大西巨人編、光文社文庫）の上巻をあげると、とても喜んでくれた。これはショートショート集のようなもので、ひとつの作品が短いので、具合が悪いときでも読みやすいのだ。なおかつ、それなりの重みのある短篇ばかりなので、病気のとき読むのにふさわしかった。

そのおばあさんがあるとき、私にお願いがあるというのだ。

「何ですか？」と聞くと、恥ずかしそうにして、なかなか言い出さない。こういう年齢になっても、恥ずかしそうにして頬を赤らめることがあるんだなあと、はなはだ失礼ながら、私はそのとき意外に思ってしまった。でも、そういう恥じらいの似合う人だった。

ついに彼女が言ったのは、「おむつを買ってきてほしい」ということだった。

私は不思議な気がした。「ご家族の方に頼めないんですか？」と、つい聞いてしまった。

すると、恥ずかしくて頼めないと言うのだ。

他人の若い男に頼むほうがよほど恥ずかしいのではないかと思ったが、まあ、その当時、私は恥ずかしながら、おむつをしていたのである。

当初は、おむつという発想がまったくなく、大人用があるという知識さえなかったのだが、売店に行けるようになったときに、大人用のおむつを見て、「おおっ！」と喜んでしまった。これさえあれば漏らさずにすむと。もちろん、その後で、二十歳の男がおむつをするという姿を客観的に想像して、その情けなさに落ち込みもしたが。

ともかく、私はそのときもう、おむつに詳しい人になっていたのだ。

おむつをしていない家族に頼むより、おむつをしている病人仲間に頼むほうが、まだ恥ずかしくなかったのだろう。他人のほうが頼みやすいということもある。

それにしても、高齢になって、しかも病人なんだから、おむつをするくらいは当然なのに、それでもこんなに恥ずかしがり、家族にも隠して、こっそり買ってきてもらおうとするんだなあと、私はなんだか感慨深かった。おばあさんがなおさらかわいく見えてきて、これはぜひ買ってきてあげようと思った。

売店でおむつを買って、自分用のような顔をして病室に戻り、別の紙袋に入れ替えて、おばあさんを呼び出して、なるべく人目にふれないところまで行って、まるでラブレターでも渡すように、こっそりおむつを渡した。

おばあさんは、また頬を赤らめながら、でもとっても嬉しそうに受け取って、微笑んで感謝してくれた。

漏らすというのは、恥ずかしいことなのだ。病気なのだから、高齢なのだから、恥ずかしがることはないのかもしれないが、やっぱり恥ずかしいのだ。

その恥ずかしさが病人をさらに苦しめるわけだけど、このときは恥ずかしさの共感が、私とおばあさんの気持ちをつないだ。ふたりはより親しくなった。

さだまさしの『療養所《サナトリウム》』と同じく、私のほうが先に退院することになった。

この先、今後は誰が彼女のおむつを買ってくるのかと、それが気がかりだった。家族に頼むから大丈夫よと彼女は言った。

『日本掌編小説秀作選』の下巻をプレゼントすると、嬉しそうに両手で握って、大切にすると言った。

漏らすということに関しては、嫌な思い出ばかりだが、このおばあさんとのことだけは、いつも懐かしく思い出される。

便の海に立つ

退院して、家で療養するようになってからも、まだ下痢は続いていた。

出血は止まり、ある程度の食事もとれるようになっていたから、ずいぶんましだったが、便意にはあいかわらず悩まされていた。

賃貸マンションの狭い部屋だったから、トイレまでは近いわけだが、それでも間に合わないことがあった。

なるべくトイレの回数は少ないほうがいいから、横になって我慢している。どうしても無理となると、トイレに向かうのだが、前にも書いたように、立ち上がるとなおさら便意は強くなるし、近いはずのトイレでも、充分に遠い。「惚《ほ》れて通《かよ》えば千里も一里」と言うが、「漏らしそうになって通えば一里も千里」だ。

ちょっと漏らすくらいなら、自宅だし、なんとでもなるが、一度、ひどい漏らし方をしたことがある。トイレまでの途中、キッチンのところで、間に合わなくなり、盛大に漏らしてしまった。もう血は混じっていなかったが、粘液はかなり混じっていて、やはり普通の便とはちがう。

そして、よくもまあ、こんなにたくさんというほど大量に出た。足元に水たまりどころか、床一面にひろがった。ありえない量だと思った。大腸は二メートルくらいある場合もあるというけれど、それにしてもこんなに入っているものなのかと思った。

自分の便の海の上に立っているようだった。病気の便のせいで、自分の便という感じもあまりしない。不潔感もあまりない代わりに、異様な感じが強い。

とにかく茫然《ぼうぜん》とした。しばらく立ち尽くしていた。こんなに大量なものをどうしたらいいのかと思った。

どうしたらいいのかと言ったところで、自分で掃除するしかない。

この掃除は大変だった。あらためて量の多さに驚いた。キッチンはビニール地なので痕跡が残らなかったが、隣《となり》のリビングにも少しはみ出していて、そこには黒っぽいシミが残った。

そのシミを見つめながら、考えた。

もし外でこんなふうに漏らしてしまったら……。知り合いがいる場所なら、もうその人とはそれまでだし、知らない人ばかりだとしても、もうそこには行けなくなる。そこに行けないだけでなく、もう怖くなって、どこにも行けなくなるのでないか……。

そんなことにならないようにするには、そもそも外に出かけないようにするしかない。

自分は外出を怖がるようになるのではないか。どこにも出かけなくなってしまうのではないか。

そんな不安にとらわれた。

実際、その通りになってしまった。

そのことについて、次章で書いてみたいと思う。

第6章 ひきこもること

私は蟄居《ちっきょ》しています。
そうしようと意図したわけでは全然なく、
そんなことになろうとは思いもしなかったのに。
いまでは鍵もかかっていず
扉は開いたままなのに、
外に出るのがほとんど恐ろしいほどです。
ナサニエル・ホーソーン（『バベルの図書館3』土岐恒二＝訳、国書刊行会）

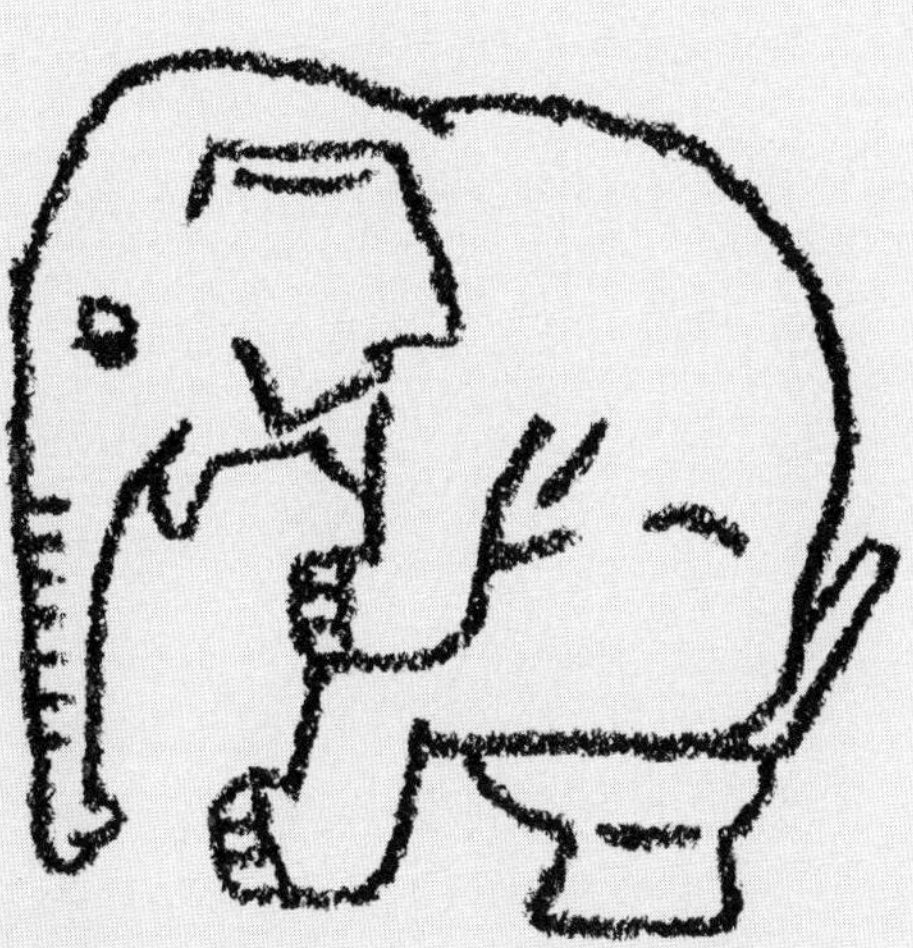

ひきこもりは、原因が解消されても、続く……

ひきこもることのおそろしさは、ひきこもる理由がもしなくなったとしても、もはや容易には外に出ていけないということだ。

原因があって、ひきこもった場合、その原因をなくしてあげれば、その人はまた外に出られると思われがちだが、そうはいかない。

ひきこもっていた期間が長くなればなるほど、外に出るということは、とても困難になる。

その困難は、当人にとっても不可解なものだ。

私は、好きでひきこもっていたわけではない。病気でしかたなくひきこもっていた。だから、外に出たくてしかたなかった。

もともとは、外に出るのが好きなほうだった。インドア派ではなかった。

もし外に出られるようになったら、高い山にも登ろう、深い海にも潜ろうと思っていた。世界中のいろんなところに行ってみたかった。そんな夢をよく思い描いた。

ところが、手術をして、かなり普通の生活を送れるようになり、外にも出られるようになったとき、私は自分が、もはや外に出ることをおそれるようになっていることに気づいた。

ひきこもっていることに、うんざりしていたので、喜んで外に飛び出すとばかり思っていた。それこそ、雨の日が続いてなかなか散歩に出られなかった犬が、久々の晴れの日に日射しの中に飛び出して、ワンワン鳴きながら嬉しそうに跳ね回るように。

ところが私という犬は、扉が開かれても、うずくまったまま、外に出ようとしなかったのだ。日射しをまぶしそうにながめるだけで、むしろ室内の薄暗いところにあとずさりしてしまう。

驚いたし、なんてなさけないと思った。

私は、私という犬の主人でもあったわけだが、かたくなな犬を、主人でさえ、どうすることもできなかった。リードを強く引っぱってみても、てこでも動かないのだ。

途方にくれた主人と犬は、室内にとどまって、開いたドアから外をながめていた。ただずっとそのまま……。

外に出ると鬼がいる

私は十三年間、入退院をくり返していたのだが、三〜四か月くらい入院して、同じくらい自宅療養するということが多かった。それぞれの期間は、その時々で長短があったが。なので、自宅にいた期間もけっこうある。その間、外出を禁じられていたときもあったが、外出してもいいときもあった。

しかし、ほとんど外には出られなかった。

それには、大きくは二つの理由がある。

ひとつは、プレドニンという薬のため。

難病の治療のために、ほとんどの期間、これを使い続けていた。再燃するとこの薬を増やし、だんだん減らし、なるべく少ない量の期間を長く保つように努力する、ということのくり返しだった。

このプレドニンという薬は、免疫を抑制する作用がある。つまり、他の病気（感染症）にかかりやすくなる。なので、量が多いときは、入院して、抗生剤を同時に投与される。

ある程度までプレドニンの量が少なくなると、退院するが、それでも「まだかなり量が多いので、なるべく外に出ないように」と医師から言われる。

そこからさらに減らしていくことに成功すると、「もう外に出てもかまいませんが、なるべく人混みは避けるように」と、医師からお許しが出る。

とはいえ、これが本当に人の病気をもらいやすい。

電車とかで隣《となり》の席の人がゴホンというだけで、もうカゼをもらってしまう。

カゼをひいてしまうと、カゼだけではすまなくて、難病のほうに影響が出てしまう。そうすると、またプレドニンの増量だ。下手をすると、入院になる。

これでは、怖くて、なかなか外出ができない。


それでも、通院だけはどうしてもしなければならないが、病院でもずいぶん人から病気をもらってしまった。そのせいで、他の病気で入院したこともある。

自分の病気は、どんなことをしても決して人には移らない。なのに、人の病気は、自分に移る。

一方的に被害のみを受けてしまう。

「一病息災」などと言うが、一病のせいで多病になってしまった。

「外に出ると病気を移される」というのは、かつて親が子どもに「勝手にお外に出ると、怖い鬼が出ますよ」などと脅かしていたようなもので、じつに効果があった。

なにしろ、外に出ると、カゼやインフルエンザなどにかかっているにもかかわらず、「仕事があるから」などと電車に乗っている人がたくさんいる。しかも、マスクもせずに、セキをまきちらしている人の多いこと。

私はそういう鬼たちが怖くて、すっかり外に出なくなった。

この気持ちは、新型コロナウイルス感染症のパンデミックによって、多くの人に理解してもらえるようになっただろう。

以前は、感染症をおそれて外に出ない人はごく少数だった。それが世界中の人が、そうなったのだから、もともとやっていた者にとっては、驚きだった。

漏らすという恐怖

外に出にくかった、もうひとつの理由は、漏らしてしまうかもしれないということだ。

メインはこちらだったかもしれない。

人から病気を移されるのが怖いだけなら、厳重にマスクをした上で、あまり人のいない時間帯に公園に行くとか、空《す》いている時間に本屋さんとかコンビニとかに行くとか、少しは外出を楽しめるはずだ。

その程度の外出だって、ずっと病院のベッドにいた人間にとっては、楽しくてしかたない、日常生活の大冒険だ。刑務所に入っている人間にとっては、中庭での散歩ですら、楽しみになるように。

しかし、漏らすかもとなると、部屋を出るのさえ、そうとうな勇気がいる。

まず、布団に寝ている状態から、立ち上がるだけで、便意が高まる。そこでもう無理ということもある。

外出のために、服を着替えている最中に、さらに便意が高まる。これは、「これから外に出るぞ」という緊張で、なおさら高まるのかもしれない。トイレに行きたくなると大変と思うと、ますますトイレに行きたくなるものだ。人の心はどうしてそうなっているのか、本当に困る。

そして、いよいよ外に出ようとすると、玄関のところで、さらに便意が高まる。玄関のドアノブの冷たいのを握って、ぐっと開くときなど、とくに危ない。

外からぶわっと空気が入ってきて、外のにおいがする。いよいよ、外だ。漏らしてしまったら、大変なことになる。まだ自分だけで始末できる家の中とはちがう。と、そこまで考えるわけではないけど、緊張が一気に高まる。

ドアの外に出て、鍵を締めるときには、手が震えることもある。これは緊張で震えるのではなく、下痢などを我慢しているときには、普通の人でも経験があるはずだ。そういうときには、鍵を鍵穴に入れるような、細かい作業は、とてもやりにくいものだ。

この震える手を見ることによって、さらに緊張が高まる。


エレベーターの中というのが、また危ない。

ここで漏らすと、住民全体に大迷惑をかけることになる。そう思うと、ドキドキしてくる。

下界に降りて行く、最後の決断の場という感じも、精神的によくない。


そして、とうとう外に出る。

そうすると、意外に大丈夫なこともある。

だが、最初から、便意がおしりをつんつん突いてきて、危なっかしくてしかたないこともある。

なにしろ、下痢状態なのだから、油断がならない。

道を歩いていて、向こうから誰かやってくるとき、「今、ここで漏らしたら、あのおばさんは、さぞびっくりするだろうなあ」などと思うと、よくない。

なるべく便意のことを忘れるようにしなければいけない。

だが、忘れることはもちろんできない。


よく「書店に行くとトイレに行きたくなる」などと言うが、これは本当だ。

私の場合も、書店はとくに危険だった。私はもともとは本を読むほうではなかったが、入院中からよく読むようになっていた。だから、書店に本を買いに行きたいのだが、書棚の前に立つと、たちまち便意が高まってきて、とても危険な状態になる。

脂汗を流しながら、自分の生理的な感覚と闘う

「家を出る前によくトイレに行っておけばいいじゃないか」と思う人もいるかもしれない。

しかし、前にも書いたように、トイレに行く回数は、なるべく少なくしたほうがいいのだ。これは医師から言われていたわけではないが、経験的にそうだった。何度もトイレに行くと、それで荒れてしまうのか、具合がよくなくなる。トイレに行く回数はなるべく少なくしたほうが、調子がよかった。

なので、外に行くために、トイレの回数を増やすというようなことはできなかった。

それに、下痢というのは、一回トイレに行っておけば、それで大丈夫というものではない。

「外でトイレに行きたくなったら、そのとき行けばいいではないか」と思う人もいるかもしれない。たしかに、書店などにはトイレがあるから、そこで行けばいいわけだ。

だが、トイレの回数は増やしたくない。

それに、トイレに行こうとすることは、けっこうリスキーなのだ。これも前に書いたように、もうトイレで出せると思って気がゆるんだ瞬間が、いちばん危ない。トイレに入って、大のほうのドアを開けて中に入ろうとする瞬間などが、いちばん漏らす危険性がある。

それでも、すんなり入れればまだいいが、すべて人が入っていて、待たなければならないとなると、これは本当にきつい。「もうダメだ、トイレに行こう」と観念してしまっている状態だから、そこでさらに「待て」となると、しつけの悪い犬ではないが、もう待てない。声をあげて、身もだえてしまいそうなほど、苦しい。

「そうです。わたしも今、小便を堪えております。何が文明か。人間は動物なのだ。小便本能だけで気が狂う単細胞動物なのだ。思い知れ」彼は両手で自分の頬を引っ掻《か》き、胸を激しく叩《たた》き、腰を激しく前後に揺すりはじめた。

筒井康隆（「公衆排尿協会」『夢の検閲官・魚籃観音記』新潮文庫）

尿意や便意を我慢するというのは、ギャグとしてよくある。はた目には、身をよじって尿意や便意を我慢している姿は、笑わずにいるのは難しい。

しかしまあ、当人にとっては、脂汗を流しながら、自分の生理的な感覚と闘っているのである。この筒井康隆の小説の「何が文明か。人間は動物なのだ。小便本能だけで気が狂う単細胞動物なのだ」という一節には、大いに感動した。

下半身の無防備さ

普通に下着とズボンだけでは、あまりにも無防備な感じがして、怖かった。

ほんの少し漏らしただけでも、お尻のところがシミになってしまい、大変なことになる。

人間は、おしっこや便をもらしてしまうかもしれない存在なのに、どうして下半身をおおう下着やズボンがこんなにも薄いんだ！　と憤《いきどお》りさえ感じた。

健康なときには、そんなこと思ってもみなかったわけだけど。

よくまあ、みんな、こんな無防備な状態で歩けるものだと、まるで初めてスカートをはいたかのような感想を、普通の男性の服に対して抱いてしまった。

みんな、ちゃんと排泄のコントロールができているのである。私はそのコントロールを失ってしまったのだなあと、あらためてしみじみ思った。

とにかく、外で事件を起こしてしまうと、心がずたずたになってしまう危険性があったので、それだけは避けたかった。

病院では成人用のオムツを使ったりしていたわけだが、それを使うことは思いつかなかった。なぜなのかよく覚えていないが、たぶん、その頃はまだ、今ほど薄くなく、かなりかさばるものだったのだと思う。おしりが異様にもこもこしていては、それはそれでおかしい。とくにその頃の私は、針金のように痩《や》せていたから。

生理用品を使うといいと教えてくれたのは、医師だった。言われたときは、なんて心ないことを言うんだと思った。男性なのに、女性の生理用品をつけて外を歩くなんて、そんな変態のようなことを勧められるとは、ますますみじめになっていくような気がした。

しかし、テレビとかを見ていると、生理用品のCMが流れる。「多い日も安心」とか「吸収率アップ」とか言っている。「そうなのか……」と気になったりする。それから、ふと我に返り、生理用品の性能について気になってしまっている自分がなさけなくなる。

などという、くだらない葛藤を経た後、ついに生理用品を試してみた。

大変な違和感だった。

女性は毎月、何日も使用するわけで、もっと気にならないように進歩していると思っていた。

男性と女性では身体のつくりがちがうせいかもしれないが、お尻の違和感は、着けていることを忘れられるようなものではぜんぜんなかった。

女性は大変だなあと、しみじみ思った。

だいたい、女性の場合、毎月、出血があるわけだ。それは病気ではなく、正常なことだから、もちろん、私が出血するのとはぜんぜんちがう。しかし、定期的に血を見るわけだし、しかも生理用品を使わなければならない。

生理用品のＣＭで「漏れない」ということを宣伝文句にしているということは、漏れる不安を感じているということだ。お尻のところに血のシミができれば、たとえ正常なことでも、恥ずかしいだろう。そんな状態を何十年も続けるというのは、大変なことだ。

勝手な思い込みかもしれないが、このときから女性への尊敬がぐっと高まった。

生理用品をつけて外へ

そういうわけで、恥ずかしながら、生理用品をつけて外出していたことがある。

そして、生理用品に助けられたこともある。

今でも覚えているのは、ある大きなビルのオフィスに訪ねて行かなければならなくなったときのことだ。

途中で便意を我慢できなくなった。これは大変なことになると思い、もうしかたなく、近くのぜんぜん知らないオフィスに飛び込んで、男女兼用のトイレに入った。幸い、誰にも気づかれなかった。

生理用品に少しだけ漏らしてしまっていた。ショックだった。けれど一方で、生理用品を使っていてよかった、恥ずかしい思いをしたかいがあった、という喜びも感じた。

ところが、すぐにドアをがちゃがちゃと回され、

「あれーっ？　誰も入ってないはずだよね？」

「えっ、誰か入っているの！　なんで？」

と、二人の女性社員らしき声がする。その職場の人が誰も入っていないのに、トイレに誰か入っているんだから、それは不審だろう。

鍵がかけてあるとはいえ、外でそんな不審そうな声を出され、さらに人も集まってきた。

「いやだ、気持ち悪い」

などという声もする。変態でも入っているのではないかと、不安がっている。

中では、生理用品を手にした男が、ズボンとパンツをおろしているのである。まさに変態にしか見えない。なんだか現実ではない気がするほど、青ざめた。

この後、どうなったのか、じつはよく覚えていない。

なんとか身なりを整え、笑顔を作ってから、ドアをさっと開けて、出ていった。そこまでは、たしかだ。

その後が、あいまいだ。

あっと女性社員数人が後ずさったが、幸い私はスーツを着ていて、怪しい感じではなかったし、

「すみません、ちょっとお腹をこわしてしまって……」と笑いながら頭を下げたら、むこうも変質

者ではなさそうと安心したのか、こわばっていた顔がほどけて笑ってくれて、事なきを得た。

——という記憶もあるのだが、これは自分の心を守るために、後で私が作り上げたもののような気もする。

もしかすると、そんな贋《にせ》記憶に頼らなければならないほど、心が傷つくことがあったのかもしれない。

とにかく、警察や警備員を呼ばれたりということはなかったと思う。

こんな出来事、わざわざ書くほどのことでもないのだが、なぜかかなり強く印象に残っている。私にとっては、手に汗握る状況だった。もっと大きな大切なことで心を動かしている人もいるというのに、私の精神を揺さぶるのは、こんな排泄のことなのだった。

ひきこもりの開始

そういう次第で、私は自宅療養中も、ほとんど外出しなかった。

退院すると、外に自由に出たい気持ちがとても強くなるのだけど、便意に耐え続け、漏らすかもという不安に耐え続けることを考えると、ためらう気持ちが強くなって、「今日はやめておこう」と思ってしまう。そんな日々がずっと続いた。人から病気を移される危険性もあるし、家にひきこもっているほうが無事なのだ。

ぼくはひとりで部屋にいなければならない。
床の上に寝ていればベッドから落ちることがないのと同じように、
ひとりでいれば何事も起こらない。

カフカ（『絶望名人カフカの人生論』拙訳、新潮文庫）

外に出なければ、外で漏らすこともない。感染症にかかることもない。あたりまえだが、この考えにはまってしまうと、なかなか抜け出せない。「外に出たって、何か面白いことがあるわけじゃないし」と、酸っぱいブドウの心理も働いてきてしまう。

家にいるほうが楽しいような気がしてくる。

家にひきこもることは、
いちばん面倒がないし、なんの勇気もいらない。
それ以外のことをやろうとすると、
どうしてもおかしなことになってしまうのだ。

カフカ（『絶望名人カフカ×希望名人ゲーテ――文豪の名言対決』拙訳、草思社文庫）

でも、漏らしながらでも、外に出ることができたらと、それにもあこがれた。

土田よしこの『つる姫じゃ〜っ！』（中央公論社）という少女漫画の「ピクニックにきたけれど…

の巻」で、主人公のつる姫は、ピクニックの帰りに下痢になり、「ええい　しかたない　いちいち便所さがしてては　日がくれて　キケンだ　みちみち　たれるか」と、たれ流しながら歩く。

道はつる姫しか知らないので、みんなはつる姫の後をついていく。途中ではぐれて、「まよったかなァ　どーしよう」「くらくなってきたーっ」「こわいよー」とみんなで騒いでいるとき、ひとりが「つるっ」とすべる。

「あっ　つる姫さんのウンコだ」

「わ――　たすかったぞ――っ」

「よかった　よかった」

「みんな　もうひといきだ　ガンバレ　これをたどれば　ふもとへつけますよ」

すると、大量の便がこんもり。

「わっ　こんなにたれてるっ」

「オ――ッ　気のゆるんだしょーこだ　もうじきふもとだぞっ」

と、みんな無事に助かる。

これを読んで、とてもあこがれた。

漏らして歩いても、こんなふうに受け入れてもらえたら、どんなにいいか……。

当時の少女漫画界にあって、土田よしこはよくもまあ、こういう漫画を描いたものだ。たんなる下ネタともちがう、なんともいえない魅力があり、ずいぶん励まされた。とにかく、つる姫はしょっちゅう漏らすので。こういう人がいてほしかった。

しかし、現実にはそういかない。

部屋の中への適応＝外界への不適応

カフカの『変身』で、虫になった主人公のザムザは、だんだん好みや習性が変化していく。それは虫になったせいもあるけれど、部屋から出られず、ずっとこもっていたせいもあるだろう。

私もずっとひきこもっていたせいで、ずいぶんといろいろと好みや性質が変化していった。感覚も部屋の中に適応していって、その結果として、外に適応できなくなっていった。

萩尾望都に『スロー・ダウン』という短編漫画がある。

主人公の青年は、感覚遮断実験の被験者になる。何もない部屋に閉じこもって、十日間を過ごす。無事に辛抱し通し、実験は終了。

「さあ、ＴＶを見るぞ　レコードを聞くぞ！　女の子と会うぞ　ディスコに行くぞ！　10日分のしげき！　しげきを」

ところが、外の世界に出ても、それがたしかに現実だという実感を覚えることができない。

「へんだな……　何もかも…　実感がなくって……　うそみたいだ……」

「確かなものは　何もない　何もないあの部屋とおんなじだ！」

この漫画を読んだときに、とても感動した。

自分が感じていた戸惑い、外の世界に対して感じるようになっていた不思議な非現実感を、見事にとらえていた。

人にも勧めてみたが、「そんなに面白いかな?」とか「よくわからない」とか言われた。萩尾望都の中でも、そんなに有名な作品ではないのかもしれない。

でも、これは凄《すご》い。私はものすごく好きだ。

風景が後ろに動いて行く

長期間ひきこもっていた人なら、たぶん、「そうそう」と共感してもらえると思うけど、久しぶりに外に出ると、いろんなことに驚く。

まず、頭の上に空があることに驚く。

そんなことはあたりまえで、部屋の中からだって空はいくらでも見ているわけだが、やはり外に出て見る空はちがう。

なにしろ、自分の頭の真上にある。自分の頭の真上に、何もなくて、あるのは、はるかに高い空なのだ。空だって、空に見えているだけで、空気の層にすぎない。自分の頭の上に何もないのだ。どこまでもどこまでも、何もないのだ。

これはずいぶんおそろしいことだし、気が遠くなる。

そして、何より驚くのは、自分が歩くと、風景が後ろに動いていくことだ。

これもあたりまえだ。自分が前に歩いているのだから、周囲の風景は、それは後ろに動いていく。当然のことだ。

だけど、びっくりしてしまう。おおっ！　となってしまう。

まるで3Dアトラクションのようだ。


そして、いろんな音がする。三六〇度から音が聞こえてきて、サラウンドだ。

現代音楽に、自然音を構成して音楽にした「ミュージック・コンクレート」というジャンルがあるが、まるでそれを聴いているようだ。


そして、いろんなにおいがする。外の世界というのは、じつにいろんなにおいがする。

感染症をおそれて付けているマスクを、人がいないところで取ると、一度にいろんなにおいがしてくる。世の中はこんなにいろんなにおいに満ちていたのかと驚く。いいにおいも、嫌なにおいも、そういうときには、すべて新鮮な「世界のにおい」として興味深く感じられる。世界が豊かになるような、色づくようなそんな感じがする。

赤ちゃんのような足の裏

そして、駅までの十数分くらいを歩くだけでも、もうふくらはぎとかの筋肉が、筋肉痛になってくる。

足というのは、歩いていないと、本当に早く弱る。これほど早く弱る必要が、どこにあるのかと不思議になるほどだ。

一週間寝たままの状態を続けると、10～15％程度の筋力低下が起きるらしい。

ひきこもりには、この筋力低下は大きな問題だ。

足の裏は、歩いていないから、どんどんきれいになる。角質化しているところなんかなくなって、赤ちゃんの足の裏のように、赤くてやわらかくて、すべすべになる。足モデルがやれそうな気がするくらいだ。

靴をはかないから、水虫などにもまったく縁がない。

長く入院していた歌人の中城ふみ子に、こういう短歌がある。

乾きゆく足裏やさし一匹の蟻すらかつて踏まざる如く
中城ふみ子（『美しき独断 中城ふみ子全歌集』北海道新聞社）

これはずっとベッドの上にいて、歩かなくなった足の裏が、何も踏んだことがないかのようになってきた、という意味ではないだろうか。

このように、精神的にも肉体的にも、ひきこもっていると、さまざまな変化が起きてくる。

強制ひきこもりから自主ひきこもりへ

私はその後、手術を受けて、漏らす心配はなくなった。

プレドニンの使用量もかなり少なくなり、人に病気を移される心配もかなり低くなった。

だから、もう自由に外に出ることができるはずなのだ。

留めるものはないし、ためらう必要もない。

扉は開かれた。


だが、なかなか外に出ることができなかった。

なんとなく家にいたくなるのだ。

せっかく扉が開かれたのに、出ようとしないのだ。


これは明らかに、病人生活によって、性質が変化してしまったせいで、とても不愉快なことだ。

できるだけ、病気になる前の自分に戻りたいと思っている。

それなのに、なかなか戻れない。

もはや、「家にいるのが好き」という気持ちが、本心であるかのように、内側からわきあがってきて、自分をとらえている。

理性では、それが本心ではないとわかっているのに、なかなか自分自身を説得できない。

作家のナサニエル・ホーソーンは、十二年間、ひきこもり生活をしていたらしい。

私は十三年間。同じくらいだ。

そして、ホーソーンもやっぱり、外に出るのが怖いと言っている。

これは、長期間ひきこもった人には、おそらく共通する心理なのだろう。


今、世の中には、中高年のひきこもりの人がたくさんいるという。

その多くは、若い頃から長期間ひきこもっていた人たちだ。

そういう人たちが、外に出られるようになるために、まずはひきこもりの原因を解決することが、もちろん必要だろう。

そして、外に出て生活できるような、支援体制を作ることも必要だろう。

しかし、それらを万全に行なったとしても、多くのひきこもりは、出てこようとしないだろう。


そこまで頑張って支援した人たちは、そのとき、腹が立つかもしれない。

牢獄の鍵を叩き壊して、扉を開放してあげて、さらに外に居場所まで作ってあげたのだ。それなのに、出てこないとは何事か。

怒るとしても、無理はない。


しかし、出ていきたくても、出ていけないのだ。その理由は、当人たちにもうまく説明できないだろう。

映画「ショーシャンクの空に」の中に、こういうエピソードがある。

長く刑務所にいた囚人が、釈放されて自由になったのに、外の世界になじめず、「不安から解放されたい」と自殺するのだ。

別の囚人が、刑務所の塀《へい》を指さして、こう言う。

「あの塀を見ろよ。最初は憎み、しだいに慣れ――長い月日の間に頼るようになる」

病気にならなければ、そして病気のせいでひきこもることにならなければ、今の自分がいったいどんなふうに、自由に外の世界を楽しんでいたのか、それはもう想像するのも難しい。

新型コロナによる再ひきこもり

現在の私は、ようやくひきこもりではなくなってきた。

まだ完全には元に戻れていないが……。

――と書いていたら、新型コロナのせいで、またひきこもることになった。

もぐらは土の中に逆戻りだ。

多くの人にとって、長期のひきこもりは初めての経験だっただろう。

ひきこもる苦しみを訴える人たちに、自分の昔の姿を見るようだった。みんな、強制ひきこもりなわけで。

この章で書いたことが、少しでも参考になれば幸いだ。

第7章
病気はブラック企業

ああ、神様、歓喜の一日を、私にお与えください。

心の底から喜ぶということが、もうずっと私にはありません。

いつかまたそういう日が来るのでしょうか？

もう決して来ない？

そんな！　それはあまりにも残酷です。

ベートーヴェン（『絶望書店――夢をあきらめた9人が出会った物語』拙訳、河出書房新社）

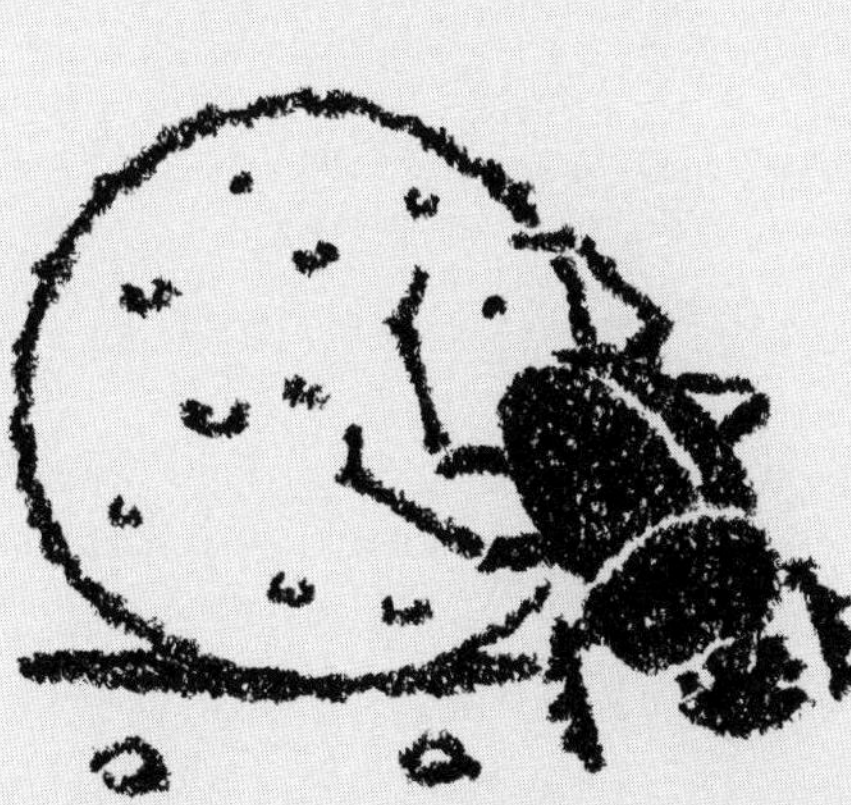

「病気の休日」がほしい

「自分で行くのは面倒くさいから、代わりにトイレに行ってきて」

という、くだらない冗談。

他のことなら代わってもらえるのに、トイレは代わってもらえない。あたりまえだけど、なんだか少し不思議な気もする。

病気もまた、人に代わってもらうことができない。

でも、「ちょっとだけ代わって」と言いたい。すごく言いたい。冗談どころか、切実な心からの願いとして、「ほんのちょっとだけでいいから代わって」と言いたくなる。

なぜかというと、病気には休みがないからだ。

病気をしている間は、ずーっと病気である。

カゼで一週間くらい熱が続いたりすると、「ああ、ちょっと休みたい」と思うことはないだろうか？　数分でもいいから、ほっとひと息つきたいと思ったことはないだろうか？

病気の状態が、一週間どころか、一か月、一年、十年と続いていけば、これはもう休みが切実に欲しくなっても当然だろう。

その間、毎日毎日、二十四時間、休みなく、ずっと病気なのだ。

どんなブラック企業でも、ここまでひどくはないだろう。

しかし、休暇を寄こせと訴える先もない。デモ行進してみてもしかたない。

病人なのに、さらに過労死しそうな状況で、ただ耐えるしかない。

長く病気をしている人間の、いちばんの願いは、病気が治ることだが、次の願いは、ほんのいっときでいいから、「病気の休み」が欲しいということではないだろうか。

病気の苦痛にずっと耐え続けていた正岡子規は、こう書いている。

> 願くは神先づ余に一日の間《ひま》を与へて二十四時の間《あいだ》自由に身を動かしたらふく食を貪《むさぼ》らしめよ。
>
> 正岡子規（『墨汁一滴』青空文庫）

子どもが病気をしたりすると、親は「私が代わってあげたい」と言う。

そういうのを聞くと、本当にそれができたら、どんなに素晴らしいかと思う。

ずっと代わってもらうのではなくても、週に一日でもいいのだ。

週に一日だけは、病気を他の人に代わってもらって、自分は元気になる。そして、行きたいところに行って、やりたいことをして、自分が病気であるということを、その日だけは忘れて、なんにも身体のことを気にせずに過ごす。

これはもう本当に甘美な夢だ。

代わってくれた人に、どれほど感謝するかしれない。

藤子・F・不二雄の短編漫画『未来ドロボウ』（『藤子・F・不二雄大全集　少年SF短編1』小学館）で、

病気で寝込んでいる大金持ちの老人が、健康や若さよりお金だと思っている中学三年生と、お互いに合意の上で、身体を交換する。

もちろん、中学生は激しく後悔する。

大金持ちの老人のほうは、若くて健康な身体を手に入れて、何をやっても楽しく、「しあわせすぎる……」と涙する。

ところが、ラストで大金持ちの老人は、身体を中学生に返して、「わずか数日のいれかえだったが　わしにはなん年にもあたる　充実した　毎日だったよ」と、満たされた気持ちで死んでいく。

これを最初に読んだときには、「自分だったら絶対に身体を返さない」「このラストは、いい話にしすぎじゃないか」と思った。不満だった。藤子・F・不二雄が大好きだったのに、「病人の気持ちがわかっていない」とすら思った。

でも、病気の期間が長くなると、逆にこれこそ真実だと感じるようになった。

たった数日でも、完全に元気に過ごせたとしたら、どんなに感動し、どんなに満足するかしれない。それまで苦しんできただけに、感動も大きいのだ。そして、それを与えてくれた少年に、むごいことはできないだろう。

藤子・F・不二雄はやっぱりさすがだった。

この身体を返すシーンがあるからこそ、何回読んでも泣いてしまう。

病気のことを忘れたい

昔、吉原の名妓《めいぎ》、高尾太夫《たかおだゆう》は、仙台藩主の伊達綱宗に、手紙で、

忘れねばこそ思い出《いだ》さず候《そうろう》

と書き送ったという。あなたのことを思い出したりしません、なぜなら片時《かたとき》も忘れていないからです、という意味で、伊達綱宗はいたく感激したという。

病気というのも、まさに「忘れねばこそ思い出さず候」で、片時も忘れることができないので、思い出すということもない。

この「病気であることを忘れる」という瞬間がないということが、とても苦しい。

以前、ある医師とプライベートで会ったことがある。その方は名医で人格者でもある。

慢性痛の患者さんをたくさん診ておられるようだった。そういう患者さんは、いらだっていることが多く、怒鳴られたりしてあやまっているということだった。大変だなあと思った。

「(そういう患者は)自分だけが大変なようなつもりでいる。誰でも大変なことがあるのに、それをわかっていない」

そう言って、その医師はジョッキでビールをおいしそうに飲んだ。

「そうですね」と相づちを打つべきだったが、できなかった。

たしかに、誰でも大変なことはある。そして、慢性痛の人の大変さより、その医師の大変さのほうが、はるかに上なのかもしれない。

しかし、たとえ百倍、医師のほうが大変だったとしても、勤務時間を終えれば、こうしてビールを飲んで、ひと息つける。緊張を解いて、くつろげる。そういう時間を持てる。

しかし、慢性痛の人の場合、慢性痛は夜の何時で終わりということはない。痛みは断続的な場合もあるのだろうが、不安と緊張はずっと途切れることがないだろう。

このちがいは、とても大きい。

ずっと走り続けるのと、ときどき休みながら走り続けるのとでは、ぜんぜんちがう。

休みがないということは、どれほど人を消耗させ絶望させるかしれない。


つらさというとき、レベルで考えがちだ。

レベル5のつらさより、レベル10のつらさのほうが大変というふうに。

それはもちろん、その通りだ。

ただ、たとえレベル1のつらさでも、ずっと継続すると、それはそれで大変になっていく。だから、レベルだけでなく、時間という要素も見逃せない。

さらに、その時間に関しても、「休み」があるのかないのかが重要。

それが、二十四時間三六五日、ずっと病人であり続けた経験からくる、私の実感だ。

「継続は力なり」と言うが、まさにその通りで、ずっと病気をしていると、そのことを思い知らされる。

途切れない信号

映画だかドラマだかで、不思議な拷問《ごうもん》を見たことがある。殴っても蹴っても、普通の拷問では口を割らない男を、ベッドに固定して、額のところに、ぽとんぽとんと、水滴を落し続けるのだ。「どんな拷問にも耐えるやつでも、これを耐え抜くことはできない。何日かすれば、おまえは許してくれと泣いて頼むことになる」と悪人がニヤリとする。

すごく不思議で印象に残った。額に水が一滴ずつ垂《た》れてくるなんて、まさに痛くもかゆくもない。こんなのが拷問になるのかと思った。

しかし、長く病気をしていると、ずっとある種の刺激、サインが届き続けるということが、どれほど苦痛かよくわかる。

病気をすると、問題のある器官に気持ちが集中する。どうしても意識がそこに向かう。痛みなどがあって、意識せざるを得ないこともある。第1章でも引用したが、まさに次のような状態になる。

健康であれば、わたしたちは器官の存在を知らない。
それをわたしたちに啓示するのは病気であり、
その重要性と脆《もろ》さとを、
器官へのわたしたちの依存とともども理解させるのも病気である。
ここには何かしら冷酷なものがある。

器官のことなど忘れようとしても無駄であり、
病気がそうはさせないのだ。

シオラン（『時間への失墜』金井裕＝訳、国文社）

私の場合だと大腸だが、普通は大腸なんて、お腹でもこわさなければ意識しないだろう。どこにどうあるのかよくわからない人も多いと思う。

しかし、私の場合は、ちょっと動いたとか、少し痛いとか、いろんな小さな信号にまで、いちいち意識が反応してしまう。そして、「これは問題ないだろう。きっと大丈夫だ」とか「これは少し心配だ。もう少し様子を見よう」とか、いちいち判断し、心配したりしてしまう。

敵軍がいつ迫ってくるかわからなくて、ピリピリ神経をはりつめてレーダーを見つめている兵士のようなものだ。

そんな状態が何年も続くと、「もういやだ。許してほしい」と泣いて頼みたくなる。

問題は、頼む相手がいないということだ。

肉体にとらわれる

多くの宗教では、魂と肉体を別々のものとしてとらえている。

それは、肉体は滅んでも魂は残るという不滅願望が主な理由だろう。

しかし、それだけではなく、もうひとつ理由があるような気がする。

魂と肉体が一体であることに、人は疲れ果てるのではないだろうか？

病気ではない普通の人でも、同じ肉体でずっと生きるということは疲れるんだと思う。


我々は自分の皮膚の中に捕らわれている。

ウィトゲンシュタイン（『ウィトゲンシュタイン哲学宗教日記』鬼界彰夫＝訳、講談社）

これをウィトゲンシュタインがどういう意味で言ったのかはわからない。

ただ、こういう拘束感を覚えたことのある人は少なくないのではないだろうか。


一瞬たりとも、ナイフの鞘か豆のさやのように肉体を脱ぎ捨てることはできない。

ヴァージニア・ウルフ（『病むことについて』川本静子＝編訳、みすず書房）

肉体からくる制約、痛みなどの信号、容姿、そういうものから自由になって、魂のみで飛び回りたいという思いが、誰しもどこかにあるのではないだろうか。

少なくとも、別の人になってみたいと思ったことは、たいていの人にあるだろう。

一日だけ木村拓哉になりたいとか、一日だけ新垣結衣になりたいとか、一日だけメッシになりたいとか、一日だけ鳥になりたいとか……。

そういう願望を抱いたことがあるだろう。

そういう妄想は決して無意味ではなく、同じ精神でも、肉体が異なると、ずいぶんちがってくることに気づかされる。つまりは、肉体によって、ずいぶん制限を受けているわけだ。

車に乗ると、性格が変わる人がいる。車と一体化することで、肉体的にパワーアップし、性格が変化するのだろう。

お酒を飲んで酔いたくなるのも、ずっと同じ自分でいることに対する一種の休憩なのではないだろうか？　お酒を飲んで、まず麻痺するのは、自分自身を見つめる機能らしいし。

ぐでんぐでんになるのも、肉体の制約から解き放たれて、魂が自由になろうとしているのかもしれない――というのは考えすぎかもしれないが。

病気の身体で生きるということ

アンリ＝ジョルジュ・クルーゾー監督の『恐怖の報酬』という映画がある。

わずかな衝撃でも爆発するニトログリセリン。それを満載したトラックを運転して、五百キロ先まで届けるというサスペンス映画だ。

カーチェイスとか、そういうスリルではなく、ゆっくりゆっくり走るのだが、悪路での揺れや落石などで、いつドカンと爆発するかもしれないというスリルで、見る者の手に汗を握らせる。

病気をする前に見たときは、「こんな命がけの緊張感にはとても耐えらない」と思ったが、病気をした後に見たときには、ひどく親近感を抱いた。

親近感というのもおかしいが、いつ何か大変なことがあるかわからないという緊張感に耐え続けるというのは、境遇が共通している。危うい自分の身体を慎重に運転し続けなければならない。それにしても、人間の身体というのは、本当にもろいと思う。健康であってさえ。歩道を歩いていて、思ったことはないだろうか。ほんの数メートル横の車道に出てしまえば、そのとたん、車にはね飛ばされて、死んでしまうか、死なないまでも重症を負ってしまう。じつにもろい。もう少し丈夫でもいいのではないかと思ってしまう。

子どもの頃、『トムとジェリー』というアニメが大好きだった。トムもジェリーも、身体に穴が空いても、頭がふっとんでも、全身をつぶされても、次のシーンではもう元に戻っている。

そこには本当に夢があった。

ホラー映画は苦手なのに、ゾンビ物は大好きだった。ゾンビは、死んでも死なない。身体をどんなに傷つけられようが、また立ち上がって、迫ってくる。なんて素敵なんだと思った。

肉体のもろさ、だから細心の注意を払って生きなければならないということのつらさ、それが『トムとジェリー』やゾンビ映画を生んだのではないかとすら思ってしまう。

報酬ありから報酬なしへ

人間はそもそもメンテナンスにひどく手間がかかる。

お風呂に入ったり、歯を磨いたり、服を着替えたり、食事したり、排泄したり、髪切ったり、爪切ったり、毛をそったり、長時間眠ったり……。

もし機械だったら、「もっと簡単にメンテナンスできるようにしろ！」と苦情が出るレベルだ。

それでも、誰もそんなに苦痛を感じないのは、それぞれに報酬があるからだ。

食べればおいしい、排泄すればすっきりする、お風呂に入ればさっぱりする、眠っているときがいちばん楽しいという人もいる。

『恐怖の報酬』のドライバーたちも、高額の報酬があるからこそ、ニトロを運ぶ。

しかし、病人の場合は、報酬がない。

たとえば、私の場合は、排泄が頻繁《ひんぱん》になったわけだが、排泄の快感や爽快感がそれだけ増えるということにはならない。

逆に、排泄にまつわる快感や爽快感は、まったくなくなった。ただ、苦痛のみ。排泄前も苦痛で、排泄した後も苦痛が残る。

メンテナンスは、普通の人も何倍もしなければいけなくなるのに、報酬はなくなり、苦痛がプラスされる。

病気というブラック企業では、給料さえ出ないのだ。むしろ、こちらから払わされる。

病気と闘うということ

治らない病気になると、病気と「闘う」のではなく、病気とうまく「付き合う」ようにしろと言われる。

これは、よかれと思って言ってくれているのであり、そうしたほうがいいのはたしかだ。もう治らないのだから、闘ってみてもしかたない。それより、うまく付き合っていくほうがいい。ブラック企業を辞めることができないのであれば、反抗してみてもしかたないのだから、社内でうまくやっていくしかないというわけだ。


しかし、どうもこれには納得できない。

だって、付き合いたくないのだ。

好きでもない人と無理矢理に結婚させられるようなものだ。「そのほうがあなたのためなんだから」と言われても、その通りだとしても、納得は難しい。


たしかに、病気とうまく付き合っている人はいる。

そういう人の中には、「病気になってよかった」と言う人さえいる。「病気と闘っているときはつらかったけど、それを乗り越えて、今は病気とうまく付き合えるようになった。今では、病気になってよかったと思える。病気のおかげで、いろいろないいこともあった」と言って、やさしい人たちとの出会いとか、日常のささやかな幸福への気づきとか、いろんなことをあげる。

それはとても感動的でもある。

そういう境地にたどり着けて、この人たちはよかったなあとも思う。

しかし、私には、そういう悟《さと》りは無理だ。

自分を騙《だま》せないという気がしてしまう。

だって、病気にはならないほうがいいから。

これはもしかすると、私がまだそこまで追い込まれていないということなのかもしれない。悟りの境地まで到達している人たちのほうが、そこに到達するしか生きていきようがなかったほど、絶望が深かったということなのかもしれない。


病気と闘うというのが、積極的な闘いなら、もっと耐えやすいだろう。

だが、病気との闘いというのは、もっと受け身で消極的なものだ。

これは、『ポセイドン・アドベンチャー』と『原子力潜水艦浮上せず』という二本の映画を対比してみると、そのちがいがよくわかると思う。

『ポセイドン・アドベンチャー』は、巨大な船が転覆《てんぷく》して、上下が逆になってしまう。その中から、なんとか脱出しようとする映画だ。

『原子力潜水艦浮上せず』は、海底に沈んで動かなくなった潜水艦の中から、なんとか助け出してもらおうとする映画だ。

よく似ているが、大きなちがいは、『ポセイドン・アドベンチャー』のほうは自分たちが頑張って行動して、助かろうとする。

『原子力潜水艦浮上せず』のほうは、なにしろ海底の潜水艦の中に閉じ込められているので、自分たちでできることは少ない。海上からの助けを期待するしかない。

これはとても大きなちがいだ。どちらもよくできた映画なのに、『ポセイドン・アドベンチャー』のほうは今でも人気があって、『原子力潜水艦浮上せず』のほうは忘れられそうになっているのは、やはりそのちがいのせいが大きいと思う。

病気をした後に、『原子力潜水艦浮上せず』を見て、やはり共感せずにはいられなかった。病気も、自分で努力できることは少ない。医師の助けに頼るしかない。海底で、水圧に押しつぶされる不安と恐怖に耐えながら、ただ待つことしかできない。待っている間にも、あちこちから水が漏れ始めたり、無線が壊れたり、いろいろな問題が次々と起きる。

こんな状況と、うまく付き合っていけるとは、私にはとても思えない。

呪術的思考

病気にあんまり追い詰められると、悟りを開くだけではない。だんだん、呪術《じゅじゅつ》的思考も強くなってきやすい。

山田太一の小説『終りに見た街』（小学館文庫）によると、太平洋戦争中、「金魚を拝んでると爆弾がよけて落ちる」

「朝飯をらっきょうだけですますと、弾丸に当らない」

というような迷信がたくさんあったそうだ。

アメリカ軍の空襲というのは、民間人にはどうしようもない。問答無用に頭の上から降ってくる。自分の近くに落ちないことを願うしかない。

自分の力ではどうしようもなくて、しかもその不安と緊張が休みなくずっと続くとき、人は金魚でもらっきょうでも信じ始めてしまう。

それをバカバカしいと笑うのは簡単だが、そう笑った人でも、同じ状況におかれれば、きっと金魚を拝んでしまうと思う。少なくとも、「自分も拝んでしまうかも」と思えるくらいの人でなければ、そういう人たちを批判することはできない。


病気になった人は、あきらかにおかしな療法や、新興宗教などにはまってしまいやすい。

それもまったく同じことだ。

だから、「そんなバカなこと」と、いくら言ってみたところでしかたがない。

いつも機嫌よくするしかない

私は病院で、「よく頑張る」とか「我慢強い」とか看護師さんに言われた。

とても意外だった。看護師さんでもそんなふうに思うのかと（べつに非難ではない。ただ意外だっただけだ）。

「よく頑張る」もなにも、頑張らなければ大変なことになってしまう。崖から落ちそうになって、全力でよじ登ろうとしない人間がいるだろうか？　そこに「よく頑張りますね」と声をかけられれば、びっくりしてしまう。

「我慢強い」というのも、じつはまったく我慢強くない。我慢しなければ、とめどがなくなってしまうからだ。本当は、幼い子どものように、床でじたばたして、「病気なんかイヤだ」とだだをこね続けたい。

しかし、そんなことをすれば、かえって精神がもたなくなってしまうのではないかという恐怖がある。

ある看護師さんからは、「そんなに暗い顔をしないの」と、何十回も注意された。

暗い顔をしているつもりはなかったけど、そのときは、輸血も検討されたほどの貧血状態で青い顔をしていたし、一度に体重が二十六キロくらい落ちて、げっそりしていた。

だから、どうしたって、元気のない顔になってしまう。

「無理を言うなあ」と思っていたが、病院では痛みでもがいたりしている人は別として、症状がある程度落ち着いているときには、かなり明るくしていることを求められる。

この看護師さんのようにはっきりそう言う人は珍しいが、明るく振る舞っている患者さんのほうがほめられるし、好かれる。

入院中は、医師と看護師さんに命を握られているわけで、どうしても好かれたいという卑屈な気持ちが強くなる。

そのため、みんな、明るく振る舞おうとする。

六人部屋の仲間どうしも、ケンカとかすると気まずくなるから、なるべくもめないよう、笑顔で接しようとする。

機嫌よくしていようというのは、もちろん、いい心がけだ。

機嫌よくしていれば幸せが舞い込んでくる、なんて言う人もいるくらいだ。

しかし、入院は、毎日二十四時間ずっとだ。休みがない（外出許可の出る人は別として）。それが何カ月も続くと、いい心がけどころの話ではなくなってくる。

いろんな感情の入っている鍋なのに、つねにご機嫌しか取り出さないのだ。あとの感情はフタをされて、ごとごとと音を立て始める。

まあ、たいていは家族とケンカをする。あたれる相手は家族しかいないからだ。

あたれる家族もいない人は、じつに悲惨なことになる。


私が失感情状態になったのも、漏らしたためだけではなく、おそらくは、長いこと、感情を抑制し続けたせいもあったのだと思う。

抑制が限界に達したのだろう。

失感情状態というのは、じつに気持ちが悪い。自分でも無気味なのだ。


悲しみは最悪のことではない。

カフカ（「日記」拙訳）

という言葉の意味が初めてわかった気がした。

悲しめるのは、まだ感情が生きている状態で、さらにもっと底がある。

ワーッと無茶やる

看護師さんが私に、「よく頑張る」とか「我慢強い」とか言ったのは、じつは無理もない面がある。

というのは、頑張らない、我慢しない患者さんもいるからだ。

しかし、じつはそういう人のほうが、勇気がある。

前にも書いたように、私には暴飲暴食へのあこがれがある。

ずっと、食べものに気をつけ続けている。そのことにうんざりしてしまう。

無茶をしたくなる。

でも、我慢する。頑張って我慢する。でないと、大変なことになるから。

ところが、大変なことになるのはわかっていながら、そこで我慢しない人もいる。

これは、ただ意志が弱いとか、そういうことではないと思う。

休みのない病気というものに対する反逆だ。

たとえば、こういうおじさんがいた。

まだ私が入院したばかりで、二人部屋に入ったときに、相部屋になった人だ。

どういう病気なのかはわからないが、看護師さんから何度も、「納豆を食べないように」と注意されていた。

ある晩、寝ていたら、隣《となり》のベッドとの境のカーテンの下から、何かが流れてきた。水にしては黒々としている。よく見ると、これが血だった。血が床にひろがっていた。

びっくりして、あわててナースコールを押した。

看護師さんやお医師さんが急いでばたばたとやってきて、処置をした。けっこう大変そうだった。命に別状はなかったが、翌朝、そのおじさんが看護師さんから怒られていた。

「納豆食べたでしょう！」

どうやらそのせいで夜中に大出血してしまったらしい（医学的な知識がないので、なぜ納豆でそんなことが起きるのかはわからないが）。

そのおじさんは、納豆を食べると、こうなることは、よくわかっていた。でも、食べた。

あとで一週間嘆くことになるとわかっていて、
誰が一分間の快楽を求めるだろうか？
これから先の人生の喜びのすべてと引き換えに、
今ほしい物を手に入れる人がいるだろうか？
甘い葡萄《ぶどう》一粒のために、
葡萄の木を切り倒してしまう人がいるだろうか？

シェイクスピア（『ルークリース』拙訳）

いるのである。

おじさんは、それをやったのだ。

納豆というのは、アルコールのように中毒性があるわけではない。だから、我慢しきれなかったということはないはずだ。いくら好きだとしても、大出血するとわかっていたら、食べないはずだ。

だが、おじさんは食べたのである。

そのときは、私はまだ病気になったばかりだったから、「無茶をする人がいるなあ」とびっくりしただけだった。

しかし、今となると、おじさんの気持ちがよくわかるような気がする（勘違いかもしれないが）。

おじさんは、ずっと気をつけ続けていることに、ほとほと嫌気《いやけ》がさしたのではないだろうか？

休みのない病気というものに、たまらなくなったのではないだろうか？

それで反逆を起こしたのだ。

食べてはいけないものを、食べてやったのだ。

そんなことをしたって、なんにもならない。困るのは自分だけだ。そして、医師や看護師さんや同室の男には迷惑をかけることになる。

しかし、それでもやったのだ。

山田太一脚本の『シルバー・シート』というテレビドラマがある。『男たちの旅路』というシリーズの第三部の第一作だ。

老人ホームの老人たちが、市電をジャックする。しかし、それだけのことをしておいて、何も要求しない。メッセージを発することもない。

ある男が代表して、老人たちの気持ちを聞きに行く。しかし、老人たちは、何も主張するつもりはないと言う。言ったって、あんたたちにはわからないし、どうしようもないことだと言う。

代表の男は、老人たちを非難する。どうしようないことで、言ってもわからないというのなら、どうしてこんなことをしたんですか？　と。

そのときに老人のひとりがこう言う。


「それでもな、それでも、ワーッと、ワーッと無茶やりたくなる年寄りの気持を、お前は、あんたは、わからねえんだ。わからねえんだ。お前には――」

（『山田太一作品集4　男たちの旅路2』大和書房）


ここは何回見ても、泣いてしまう。

私には、納豆のおじさんのような勇気はなかった。臆病で、そういうことができなかった。病気というブラック企業に、たとえムダでも、ワーッと反旗をひるがえしたおじさんに、今の私はとても強いあこがれを感じる。

第8章

孤独がもれなくついてくる

枇杷《びわ》の實《み》をいくつか食べてかへりゆくきみもわが死の外側にゐる

中城ふみ子（『美しき独断 中城ふみ子全歌集』北海道新聞社）

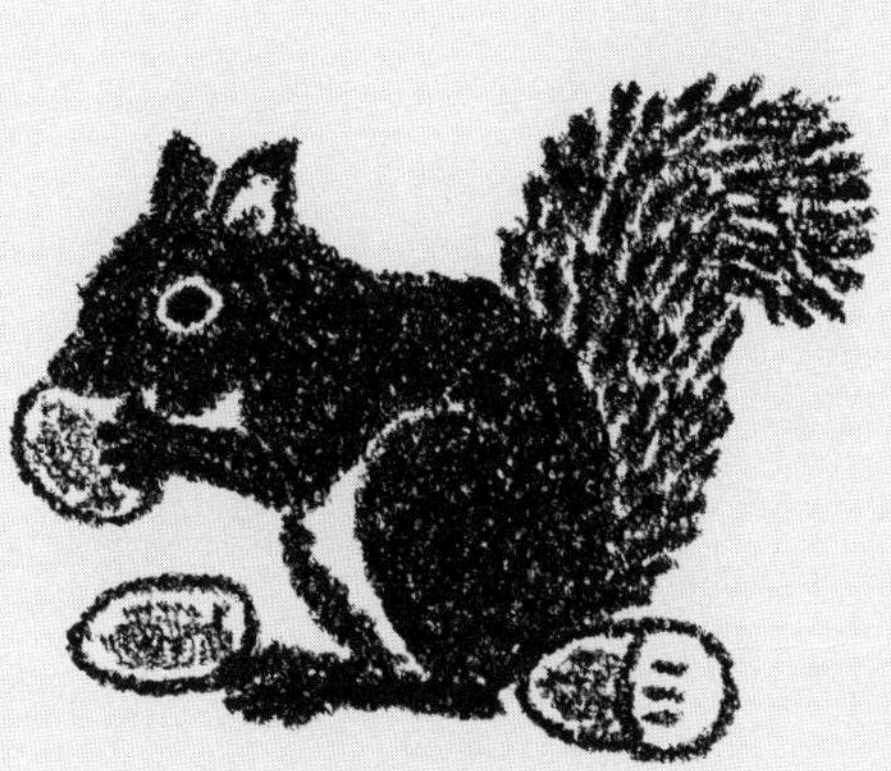

わかりきっているけれど実感できていなかったこと

病気をして驚いたのは、ひどく孤独になるということだ。

病気をすると、人が去って行くとか、そういうことではない（それもあるが）。

周囲に人がいてくれたとしても、「孤独だなあ……」と、しみじみ感じさせられてしまう。


最初にそれを感じたのは、病気になって間もなくのことで、家族といっしょにテレビを見ていた。

バラエティー番組か何かで、家族が笑った。面白くて、その瞬間、思わず笑ったのだ。

その笑顔の屈託のなさに、私は密かに衝撃を受けた。

私はもちろん、笑うことはできない。難病と告げられて、悩み苦しんでいる時期で、笑うどころではない。無理に笑顔をつくることはできても、心にはつねに病気のことがある。一瞬でも、それを忘れることはできない。

しかし、家族は、どんなに心配して、親身になってくれているとしても、一瞬は、それを忘れることができる。面白いとか、おいしいとか、風が気持ちいいとか、そんな瞬間に、ふと悩みを忘れる。


もちろん、それは当然のことだ。どんなに親身に心配している人であっても、当人とはちがう。

そんなことはわかりきっている。

わかりきってはいるが、それは理屈としてであって、実感として、それをしっかりとらえたのは、このときが初めてだった。

「ああ、そうか、そうだよなあ」と思った。

どんなに心配してくれる人がいるとしても、本当にとことんまで苦悩するのは自分だけなのだと。

人の笑顔を見て、あんなに相手との距離を感じたことは、それまでになかった。

当事者は自分だけという孤独

ぼくには誰もいません。
ここには誰もいないのです、
不安のほかには。
不安とぼくは互いにしがみついて、
夜通し転げ回っているのです。

カフカ（『絶望名人カフカ×希望名人ゲーテ――文豪の名言対決』拙訳、草思社文庫）

これを読んだとき、最初は少し不思議だった。カフカには家族もいるし、仲のいい妹もいるし、親友もいるし、恋人もいる。「ぼくには誰もいません」は言い過ぎではないかと。

しかし、闘病が長くなってくると、とてもわかるような気がしてきた。

誰がいようと、当事者は自分だけなのだ。

自分ひとりで、不安を抱えて転げ回るしかない。

枇杷《びわ》の實《み》をいくつか食べてかへりゆくきみもわが死の外側にゐる
中城ふみ子（『美しき独断 中城ふみ子全歌集』北海道新聞社）

このお見舞いの人は、きっとすごく親身に心配してくれている人なのだろう。もしかすると、当人以上に心配してくれている人なのかもしれない。

しかしそれでも、当人ではないのだ。やっぱり外側にいる。

当事者は自分だけというあたりまえのことに、あらためて驚くように気づいたということが、歌われているのではないだろうか。

理解できない存在になっていくという孤独

「当事者は自分だけ」という孤独の他に、「自分の気持ちは誰にもわからない」という孤独もある。

たとえば、宇宙人と会ったとする。

それがどういう経験であったかは、その宇宙人に出会ったことのない人には、とうてい伝えようもない。どんなに頑張って説明しても、本当にはわかってもらえない、もどかしさが残るだろう。

病気をすることも、もちろん宇宙人に出会うほどではないけれど、そういうところがある。

入院していたとき、病室で、「この苦しみは、誰にもわからない」という言葉をよく耳にした。同室の人たちの中には、長期入院の人も多く、家族やお見舞いの人たちに、よくそういうことを言っていた。

病人どうしの会話でも、「あんたの病気も大変かもしれないけど、おれの苦しさは、あんたにだってわからないよ」などと言う人が多かった。

入院してまだ日が浅い頃は、「どうして、そういうことを言うかなあ」と思っていた。

「あなたにはわからない」と言ってしまったら、それまでだ。せっかく心配してくれている人たちを、突き放してしまうことになる。

たとえば、子どもがいない人が、子育てがつらいと友達から相談されて、わからないなりにそれでも親身に相談にのってあげていたとして、相手から「そんなこと言ったって、あなたには子どもがいないんだから、わからないよ」と言われたとしたら、どうだろう？

たしかにその通りなだけに、もう相談にのってあげる自信がなくなるし、相談にのってあげたいという気も失せるだろう。口には出さなくても、「じゃあ、もう勝手にすればいいじゃない」と、気持ちがすごくひくはずだ。

「あなたにはわからない」は決して言ってはいけないことだと思っていた。

でも、だんだん、そう言いたくなる気持ちがわかってきた。

というのも、なにしろ、他の人にはわからないだろうと思える経験をたくさんしてしまうのだ。すごく痛いとか、すごく苦しいとか、思いがけない困難とか、これはもう経験しないと到底わからないだろうなと思うことが、しょっちゅうある。

誰にもわかってもらえそうにない経験が、どんどんたまっていくというのは、つらいものだ。

グチを言わないように我慢するのもつらいが、グチを言ったところでわかってもらえないだろうとなると、さらにつらい。

「『誰にもわからない』と言うのは、本当はわかってほしいのだ」という、うがったことを言う人もいる。

たしかに、それも間違ってはいない。本当はわかってほしい。

でも、わかってもらいようがないという絶望があるのも、たしかだ。

だから、ぐれている子どもが、本当は愛情を求めていて、愛情を与えれば解決する、などというのとは少しちがう。

どういう感じかというと、

もしライオンが話ができるとしても、
私たちはそのライオンを理解できないだろう。
ウィトゲンシュタイン（『哲学探求』藤本隆志＝訳、大修館書店）

そういうライオンにどんどんなっていく感じなのだ。

自分の気持ちがわかってもらえないというのを越えて、もはや自分自身が、わかってもらえない存在となっていく感じだ。

特別な体験は人を孤独にする

病気に限らず、絶望している人は、「この苦しみは、他の人にはわからない」と思うものだろう。

作家の五味康祐《ごみやすすけ》に、『太宰治――贖罪《しょくざい》の完成』という文章がある。

太宰治が、女性と心中しようとして、女性だけが死んで、自分は助かった事件というがある。じつは「あれは殺人事件だった」ということを指摘している、衝撃的な内容だ。

もちろん、計画殺人ということではなく、「はじめは一緒に死ぬつもりで（中略）おそらくは急に死が怖ろしくなり、女だけを殺す結果になった」ということだ。

そう指摘する根拠のひとつは、当時、太宰治がじつは殺人の容疑で警察の取り調べを受けていて、「調書では太宰もハッキリその意志があったと認めている」ということ、しかし太宰の実家の力でそれを「自殺幇助」、しかも不起訴ということにした、という証言や証拠があることだ。

しかし、五味康祐が太宰治の殺人を確信したのは、そういう証言や証拠によってではない。

五味康祐は、太宰治の小説をあらためて読み直してみて、そこにあるのは心中の生き残りとしての羞恥心《しゅうちしん》ではなく、「殺人の贖罪意識」だということを確信する。太宰治の文体がそのことを示していると。

そんな不確かなことで確信していいのかと、大半の人は感じるだろう。

しかし、ここで五味康祐は、意外な告白を始める。

昭和四十年に私は名古屋で老婆と少年を轢いた。私の場合は過失致死罪であったが、事故の直後私の置かれた精神的苦痛は、第三者には到底わかってもらえないだろうし、こんなことは誰もわからぬ方がいいが、ただ、事故のあとで、私も物書きゆえ、居ても立っても居られぬままに文章を草した、その時の文体が、太宰さんのそれにそっくりだったのを発見して我ながら愕然とした。私は私の精神的苦痛に徴して言う――「友はみな、僕からはなれ、かなしき眼もて僕を眺める。友よ、僕と語れ、僕を笑へ。ああ、友はむなしく顔をそむける。友よ、僕に問へ。僕はなんでも知らせよう」――この文体、こんな文の呼吸《いき》づかいは居たたまれぬ心の痛みを知った者しか書かないことを。

いや、書けないことを。

五味康祐（「太宰治――贖罪の完成」『人間の死にざま』新潮社）

これには驚いた。たしかに、この五味康祐の文体は、太宰治とそっくりだ。

同じような経験をした者にしかわからないことがあるからこそ、五味康祐は太宰治の殺人を確信する。

逆に言えば、同じような体験をしていない者には、これは到底、気づけないことだ。

決まり文句にたどり着くのはなぜか？

他の人には理解してもらえないような絶望的な経験をした人が、しかし、その果てに、とてもありきたりな結論にたどり着くことがある。

たとえば、病気や障害で人生が変わり、苦しんだ人が、「辛い経験だったけど、そこから学ぶものがあって、成長できてよかった」とか、「こういう経験をしたからこそ、さまざまな人との出会いがあって、その出会いはかけがえがない」とか、「本当の幸福に気づいた」とか。

もちろん、ひどい目にあったときに、ただただマイナスと思うより、少しでもプラスだったと無理にも思い込みたいというのは自然な気持ちだろう。

しかし、プラスに思いたいだけなら、それぞれにもっといろんな境地にたどり着いてもよさそうなものだ。なぜ、判《はん》で押したように、みんな同じようなことを言い出すのか？

真実というのは、そもそも単純でありきたりなものなのだ、ということもあるかもしれない。「愛が大切」という百万遍も聞いたような言葉にしても、ありきたりだから意味がないということはないし、愛を信じることができなくて苦しんだ人が、ついにその境地にたどり着いたとすれば、決して軽い言葉ではない。

しかし、それにしても、どうも違和感があった。

誰にも理解してもらえないような特殊な経験をした人たちのはずなのに、あまりにもみんなが同じようなわかりやすいことを言いすぎる。

アマゾンの奥地を探検してきた人が、「やっぱりわが家がいちばん」という結論にたどり着いたとしたら、それはそれで面白いが、しかし、一方でやっぱり「それだけなの？」と、首をかしげてしまうだろう。

そのことがずっと気になっていたのだが、カミュの小説『ペスト』（新型コロナ以降、あらためて読んだ人も多いだろう）のこのくだりを読んで、なるほどなあと思った。
ペストになってしまった人たちの心情を描いている部分だ。

こういう極度の孤独のなかでは、要するに何びとも隣人の助けを期待することはできず、めいめい自分一人でその屈託《くったく》ごとに対しているばかりであった。かりにわれわれのなかの一人が、ふとしたはずみで、自分の感情上の何かのことを打ち明け、あるいは話そうと試みたとしても、相手のそれに対する返事は、どんな返事であろうと、たいていの場合、彼の心を傷つけるのであった。彼はそこで、その話相手と自分とは、同じことを話していなかったことに気がつくのである。彼のほうは、実際、長い反芻《はんすう》と苦悩の日々の奥底から語っているのであり、相手に伝えたいと思うイメージは、期待と情熱の火で長い間煮つめられたものである。これに反して相手のほうは、あり来たりの感動や市販の商品みたいな悲しみや、十把《じっぱ》ひとからげの憂鬱などを心に描いているのである。好意的であろうと、反発的であろうと、その返事はいつも的をはずれていて、結局あきらめるよりしようがなかった。あるいは少なくとも、沈黙が堪《た》えがたく思われるような人々の場合など、他人が真の心の言葉を見つけ出せない以上は、彼らも初めから観念して売りものの言葉を採用し、自分もまたあり来たりの形式で、単純な叙述や雑報や、ある点で毎日の新聞記事のような形式で話すのであった。この場合にもまた、最も真実な悲しみが、会話の陳腐な語法に翻訳されてしまうことが通例となったのである。わずかに、こういう代価《だいか》を払うことによって、ペストの虜《とりこ》となった人々は門番の同情を、あるいは聞き手の関心をかちうることができたのであった。

カミュ（『ペスト』宮崎嶺雄＝訳、新潮文庫）

他の人には理解してもらえない気持ちを、なんとかして他の人にもわかってもらうためには、ありきたりな言葉に単純化してしまうしかないわけだ。

もちろん、それでは本当にわかってもらったことにはならないから、意味がないとも言える。

それでもやってしまうのは、孤独に耐えきれないからだ。「聞き手の関心をかちうる」ために、「こういう代価を払う」のだ。

明るく前向きで、ありきたりな言葉なら、誰もが理解して、共感してくれる。それまでの孤独から解放される。

逆に言えば、そんなことまでしてしまうほど、絶望は人を孤独にするということだ。

明るい境地にたどり着いた人のすべてが、孤独に追い詰められたせいではないかもしれない。

しかし、少なくとも私の場合、人づきあいの中で、自分の病気体験について、明るくありきたりな表現をするときは、こういう気持ちが働いているように思う。

めいめいの孤独に追いやられる

そんなにも人に理解されたいのか、孤独が苦しいのか、と思うかもしれない。

しかし、そもそも病気などの苦しみがあるのだ。それだけでも手一杯なのに、さらに、もれなく孤独の苦しみまでついてくる。
溺れているときに、足に重りをつけられるようなもので、せめて重りだけでも軽くしたいと必死になるのは、しかたのないことだろう。

喜びを分け合えば、喜びは倍になり、
悲しみを分け合えば、悲しみ半分になる。

ティートゲ（『ウラーニア』拙訳）

これを求めているわけだ。
しかし、なかなか難しく、現実には、次のことわざのようになりがちだ。

あなたの幸運はあなたとあなたの友のもの、
あなたの災難はあなたひとりだけのもの。

アフリカのことわざ（Twitter「アフリカのことわざ」@africakotowaza）

喜びや幸運のほうは、自分ひとりでも、他人に理解してもらえなくても、それほどつらくはないだろう。「オレのこの幸福な気持ちは、おまえらにはわからない！」などと怒りをぶつける人は、見たことがない。
しかし、悲しみや災難のほうは、どうしたって分け合いたくなる。

しかし、分け合うことが難しい。

トルストイの有名な言葉に、こういうのがある。

> 幸福な家庭はどれも似たものだが、
> 不幸な家庭はいずれもそれぞれに不幸なものである。
>
> トルストイ（『アンナ・カレーニナ』中村融＝訳、岩波文庫）

幸福だっていろいろあるだろうが、やはり不幸のほうがバリエーションが豊富だろう。

病気のことだけ考えても、健康な状態は、まあ一種類と言ってもいいわけだが、病気のほうはものすごくたくさんある。昔は「四百四病《しひゃくしびょう》」という言い方をしたが、今は難病の数だけでも五千〜七千あるわけで、他の病気も入れたら、いったいどれほどあることやら。

そして、数だけのことでなく、不幸には「それぞれに」と感じさせるところがある。つまり、「みんなの不幸」ではなく、分断され、「自分だけの不幸」になってしまうところが。

同じ病人でも、わかり合うことは難しい。

たとえば、カゼのような、いちばん身近な病気でさえそうだ。

私の友人に丈夫な男がいて、カゼをひいても熱を出したことがなかったらしい。三十代になって初めて、カゼで熱が出るという経験をした。

「今まで、カゼで学校や会社を休むやつは、全部、仮病だと思ってたよ。カゼって、こんなに苦しかったんだな」と言うのを聞いて、こっちが驚いた。

この男だけが特別なわけではなく、他にも何人か同じようなことを聞いた。ある程度の年齢になって初めて熱を出した人は、熱が出る苦しさというものを初めて知って、ずいぶん驚くようだ。カゼという、誰でもかかる病気でさえ、こんなにも無理解な人間が存在するのだから、もう少し一般的ではない病気だと、元気な人間には、とても理解のしようがない。

ひとりひとり、自分だけの苦悩を、孤独に抱えている。

先にも引用したカミュの『ペスト』に、病気が人々を「めいめいの孤独に追いやっていた」という言葉があるが、まさにそれだ。

痛みの「種類」

病気の苦しみで、たとえば、どんなことがわかってもらえないのか。

具体例を少しあげてみよう。なるべくわかりやすそうなことを。

まず、痛みについて。

私も病気をして初めて知ったのだけど、痛みにはレベルだけでなく、種類がある。

レベルというのは、どれくらい痛いかということ。これには強さと長さという二つの軸があって、短い時間でも耐えがたい痛みがあるし、それほどの痛みでなくても長く持続すると耐えがたい。どちらも、想像を越えるレベルのものが存在して、とてもおそろしい。

それでも、レベルのほうは、まだかなり想像しやすいと思う。

種類のほうは、経験がないと、想像することは難しい。

普通に健康な人の場合、経験する痛みというのは、切り傷とか、すり傷とか、打撲とか、あとはお腹をこわしたときの腹痛とか、歯痛とか、わりと種類が限られている。

そういう経験から、痛みっていうのは、だいたいこういうものだなというイメージができあがっている。

だから、「オレは痛いのなんか我慢できる」とか豪語する人がいる。

たしかに、そういう人は、ナイフで腕を大きく切ってしまったとか、そういうすごい傷でも、ぐっと我慢できるのかもしれない。

しかし、痛みには、もっとぜんぜんちがう種類のものがある。

私は病気になってみて、「人間には、こんな痛みもあるのか！」と何度も驚かされた。

それまでまったく経験したことのない痛みだった。

そして、その中には、非常に我慢しにくいものがある。痛みにも、我慢しやすいものと、しにくいものがあるのだ。

私は身体の特殊事情があって、検査のときに大変痛い。腸閉塞より痛い。しかも、我慢しにくい痛みだ。

同じ病気の人でも、その痛みは感じていない。おそらく、同じ痛みを感じている人は他にはいない。ひどい痛みに耐えなければならないとき、この痛みを感じているのは自分だけだと思うと、これはとても孤独だ。

検査のために病院に向かうバスの中で、窓から外をながめていると、大勢の人たちが道を歩いている。しかし、この中に、私と同じ痛みを知っている人は誰もいないのだ。

「痛い、痛い」と嘆いている人がそばにいたら、つい「もうちょっと我慢できないの」と思ってしまうだろう。

私も入院した当初、同室の人に、そう思ったことがある。

しかし、後で大いに反省した。

「もしかすると、この人は、私がまだ知らない種類の痛みを感じているのかもしれない。それはとても我慢がしにくい痛みなのかもしれない」ということに、思いが至ってなかった。

排泄の孤独

排泄の爽快感というものを失ってしまったのも、ずいぶん残念だった。

そして、排泄の苦しみという新しい感覚を得たわけだが、これはもちろん嬉しくない。健康な人たちは、こんな感覚は知らないわけだ。個室の中での孤独な排便が、さらに孤独な苦しみとなる。

同病者はみんな同じ苦しみを共有しているのかと思ったら、そうでもない。ずいぶん症状に差がある。

他人とはちがう、自分だけの感覚を味わうことになったとしても、それが一過性のことなら、別にかまわない。しかし、一生つきあっていく感覚ということになると、この感覚を共有できる人が他にほとんどいないんだという孤独は、なかなか厳しい。

たとえば「下痢でつらくて」と話したとき、「あーっ、下痢ってきついよね」と相手が返してくれて、そこにひとつの感覚の共有があって、ちょっとほっとするということがあるだろう。

しかし、私の下痢の苦しみは、普通の人の下痢の苦しみとは、もはやちがってしまっている。同じ病気の人ともわかりあえないとしたら、もはや笑い合える相手はいない。

> この経験は人に伝えられないし、こうした言葉にならないものが常にそうであるように、病人自身の苦しみは、友人たちの心に、彼らがかかったインフルエンザ、彼らが味わった痛みや苦しみを思い出させるだけなのだ。
>
> ヴァージニア・ウルフ（『病むことについて』川本静子＝編訳、みすず書房）

わかってもらえることの、予想以上のインパクト

そんな私でも、「悲しみを分け合えば、悲しみは半分になる」という経験をしたことがある。

手術で麻酔のミスがあり、私は術後に大変に痛みに苦しんだ。

しかし、看護師さんに痛みを訴えても、「痛いはずはない。夜中に先生を呼ぶと私が怒られる」と言って、なかなか医師を呼んでくれなかった。

そのため、一晩中、痛い思いをした。術後すぐの集中治療室のベッドの上で海老反りになっていたほどだった。

そのとき、痛みのあまり目が見えなくなるということも体験した。昔は、お産のときの激痛を「障子の桟《さん》が見えなくなるほど」と表現したそうだが、なるほどこういうことかと納得した。

他には手術でそういう目にあった人はいなかった。

なので、これは誰にも共感してもらえない私だけの体験だった。ある人など、術後の日記に「痛み、まったくなし。現代医学に感謝！」などと書いていた。うらやましかった。

麻酔医がやってきて、説明とお詫びをしてくれたけれども、その人を責める気はなかった。

そのときの看護師も、私を見ると逃げるようにしていたが、彼女を責める気もなかった。「気にしていない」と伝えると、ほっとしていた。

誰にも文句はなかった。しかたなかったと思っていた。でも、なんだか、もやもやしていた。

ところがある日、以前に入院して手術を受けた中年男性が、お見舞いに来た。私のお見舞いというわけではなく、通院のついでに、自分が入っていた六人部屋をのぞいてみたのだ。そうしたら、まだ入院していたのは、私だけだったので、まあ、私のお見舞いのようなことになった。

私が世間話として軽く「手術のとき痛くて……」という話をすると、驚いたことに、そのおじさんが、急にぽろぽろと涙をこぼし始めた。

そのおじさんは、アルコール依存症でもあり、そのせいで麻酔がうまく効かなくて、やはりかなり痛かったらしい。

私にはすぐにわかった。「この人は本当にあの痛みをわかっている」と。

私の目からも急に涙がぽろぽろとこぼれた。自分でも驚いた。それまでは泣くことができなかったのだ。初めて泣いた。

二人でおいおいと泣いた。

はたから見ると、ずいぶん異様な光景だったと思う。

このことがあって、私の気持ちはずいぶん晴れた。正体不明のもやもやが、すっかり消え失せた。そのおじさんが痛みを理解してくれたからといって、何がどうというわけではない。何の意味もないと言えば、何の意味もない。でも、とても気持ちが救われた。

私とそのおじさんは、六人部屋で同室だったときも、仲がよかったわけではない。むしろ、まったく気が合わなかった。世間で出会っていたら、知り合いにさえならなかっただろう。

でも、私は今でもときどき、そのおじさんのことを思い出す。孤独を感じたときに。

きっと、おじさんのほうでも同じだと思う。

人と会えなくなっていくという、文字通りの孤独

ここまでは、「人がそばにいてくれても孤独」ということについて書いてきたが、病気になると、身近な人が減っていって、まさに孤独になるということも起きてくる。


あまりに苛烈《かれつ》な不幸に落ちこんだ人間は憐憫《れんびん》の対象にさえならず、嫌悪、恐怖、軽蔑をひきおこす。

シモーヌ・ヴェイユ（『重力と恩寵』冨原眞弓＝訳、岩波文庫）

弱者への同情に欠ける人に対して、よく「明日は我が身だよ」ということを言う。これは逆効果

ではないかと、私はつねづね思っている。

不幸な人を嫌悪したり軽蔑したりする人たちの心の底にあるのは、恐怖だと思う。「明日は我が身」という思いがどこかにあるからこそ、おそろしくて、見たくないし、近づけたくないし、自分はちがうと思いたいのだ。

人間は誰でも病気になる可能性がある。だから、病人というのは、おそろしい見本だ。できれば、見て見ぬふりをしたいというのが、基本的な感情ではないだろうか。


積まれた丸太は、火中の丸太を笑うものだ。

ケニアのことわざ（Twitter「アフリカのことわざ」@africakotowaza）

自分も燃やされることを知らないから笑うのではなく、自分もいつ燃やされるかもしれないから、それで火中の丸太とはちがうと思いたくて、それで笑うのではないだろうか。恐怖に裏打ちされた、差別と笑いだと思う。


まあ、それでなくても、幸福な人とならぜひ知り合いになりたい人はいても、不幸な人とわざわざ知り合いたいという人はあまりいない。

そして、入院とか自宅療養とかをしていれば、新しい人たちとの出会いがない。医師、看護師、同室になった人たちがすべてだ。

私は二十歳で病気になったが、本来なら二十代、三十代というのは、社会に出て、同僚とか上司とか取引先の人とか、たくさんの人たちとの出会いがあり、知り合いの数が飛躍的に増える時期だ。

しかし、私の場合は、そういう知り合いはゼロだ。

もともと友達だったり知り合いだった人たちが、お見舞いにやってきてくれる。

しかし、それも、転勤で遠くに引っ越したり、結婚して子どもができて忙しくなったり、どうしたってだんだん減っていく。そして、増えるということがない。


誰も見舞いにこない。すると、苦痛が見舞いにくる。

寺山修司（『寺山修司からの手紙』山田太一＝編、岩波書店）

病院のベッドではたと気づいた。年々、会える人は減っていくわけで、これはいつか、中高年になった頃には、とてつもなく孤独なことになるのではないかと。

ぞっとした。


山と山は会うことができないが、人間は会うことができる。

アフリカのことわざ（Twitter「アフリカのことわざ」@africakotowaza）

しかし、病気でずっとベッドにいる場合は、これは山や木のようなもので、自分からは人に会いに行くことができない。

私は今、人に会うのがとても好きで、すごく高揚感がある。それは、過去のそうした思いがあるからだ。

人見知りで、引っ込み思案なので、本来なら、尊敬している人のところに会いに行ったりなんてこともできないのだけど、手術後に出歩けるようになってからは、かなり会いに行った。山や木のようではなく、「人間は会うことができる」という人間でいられることは、得難いことだと、思い知っているからだ。

トークイベントなどで、会いに来てくれる人がいるのも、とても嬉しい。病院のベッドにいれば、決して出会うことのない人たちだ。そう思うと、なんだかひとりひとり後光が差して見えるのだ。

自分対他人ではなく自分対世界

最後に、孤独の危険性について、少しだけ。

私はまだ健康なときに、映画『タクシードライバー』を見て、面白いと思ったし、すごいと思ったけれど、よくわからなかった。

何がわからないかというと、主人公の行動だ。

主人公は孤独な男で、だんだん精神的に追い詰められていって、銃を手に入れて、射撃の練習をする。それで何をするのかと思ったら、次期大統領候補を射殺しようとする。

なぜ、ぜんぜん自分と関係のない大統領候補を射殺しようとするのか、さっぱりわからなかった。

それが、病後の孤独な生活の中で、なんとなくわかるような気がしてきてしまった。

多くの人とかかわって生活している場合、敵対したり不満を持つのは、身近な誰かだ。「あいつが気に入らない」とか「こいつが不愉快だ」とか。

だから、もめるとしても、特定の個人が相手だ。

ところが、孤独に生活していて、身近な人たちの関わりあいがない場合、だんだんと相手は、個人ではなく、世界全体になっていく。

自分対他人ではなく、自分対世界になっていくのだ。

そして、「誰にも共感してもらえない痛みについて、もやもやした気持ちを抱えた」というようなことを先に書いたが、そういうさまざまなもやもやが、孤独だと、どんどんたまっていく。

それをぶつける相手は、世界以外にない。

とすると、攻撃対象が、大統領候補というような、世界を代表している感じの人になっていくのも無理はない。

逆に、そういう大物でなくても、世間の誰でもいい、ということにもなる。誰であろうと、それは世界という総体の一部だから、世界に一撃を加えることになる。「誰でもよかった」というのは、自分対世界になってしまっているから出てくる言葉ではないのか。

大物か、誰でもいいか、そういう両極端になるような気がする。

これはとても危険なことだ。

苦しむとは、完全に自分であるということであり、世界と非・一致の状態に近づくことである。なぜなら、苦痛とは距離の産出者であるから。

シオラン（『時間への失墜』金井裕＝訳、国文社）

「セカイ系」と呼ばれる物語がある。私はそんなに知らないから、見当外れなことを言っているのかもしれないが、そこにも自分対世界を感じる。

セカイ系の物語では、主人公の恋愛や決断が、そのまま世界の崩壊や救済につながる。そこには個人と世界しかなくて、その中間がない。これこそ、孤独な生活をしているときの感覚だ。

セカイ系の物語が人気を得たというのは、それだけ孤独な人が増えたのかもしれない。少なくとも、孤独な人の感覚を理解できる人たちが。

たくさんいるのなら、多数派とも言えるが、孤独な人が増えても、お互いどうし共感してつながるということは難しい。

孤独なら孤独同士話しかけたらいいじゃないか、抱き合ったらいいじゃないか、と思う。ところが現実には、私を含めて、そういうことを気軽にするというわけにはいかないのである。これはやはり、人類がまだ世慣れていないということではあるまいか。

山田太一（『街への挨拶』中公文庫）

人類が世慣れる日が来るのかどうかはよくわからない。

第9章 ブラックボックスだから（心の問題にされる）

父との間がうまくいかなかった。
わたしの病気が再発したときや、　なかなかよくならなかったとき、
父は短気を起こした。
やさしくいたわってくれるどころか、　残酷な言葉をあびせかけた。
わたしにはどうしようもないことなのに、
まるで意志の力でどうにでもなるかのように言った。
そのことを思うと、　どうしても父を許すことができなかった。

ゲーテ（『絶望名人カフカ×希望名人ゲーテ――文豪の名言対決』拙訳、草思社文庫）

心のせいにした父と、しなかった父

ゲーテとカフカは、父親との関係がとてもよく似ている。

どちらの父親もお金は持っていたが、社会的地位は高くなかった（ゲーテの父は地位をお金で買ったりしているが）。それで、息子に高度な教育をほどこし、社会的に高い地位につかせようとした。息子たちは作家になりたいという夢を持っていたが、そんな道楽のような夢は、父親たちにはとりあってもらえなかった。

父親たちは、息子たちを、法律家にしようとした。息子たちはしかたなく、法律を学んだ。しかし、息子たちは病気になってしまった。カフカは結核で、ゲーテもおそらくそうだっただろうと言われている。

カフカの父親は、病気になった息子を心配し、心を痛めた。治療のためにお金も使い、借金までした。寝ている自分を気遣う父親の姿に、カフカは感動している。

カフカの最後の手紙は、亡くなる前日に、サナトリウムから両親に宛てたものだ。その中でカフカは父親に語りかけている。昔いっしょにプールに行きましたね。よくなったら「ビールをたっぷり一杯」いっしょに飲みましょう、と。

父親は息子に、ビールをぐいぐい飲むような男らしい男になってほしいと願い、息子はそれを拒絶して、アルコールは口にしないようにしていた。だから、この「ビールをたっぷり一杯」という誘いは、特別な意味を持ってる。最後の最後に、カフカは父親と和解したのだ。

一方、ゲーテの父親のほうは、息子の病気に落胆した。

出世させるために世の中に送り出したのに、病気になって戻ってきてしまったのだ。

息子の挫折は、父の挫折でもあった。

最初はそれでも態度に出さないように気を遣っていたが、だんだんと息子への失望を隠しきれなくなっていった。いつまでも治らない息子にいら立ち、ときには怒りをあらわにしてしまう。

そして、この章の冒頭で引用したように、

わたしにはどうしようもないことなのに、
まるで意志の力でどうにでもなるかのように言った。
そのことを思うと、どうしても父を許すことができなかった。

病気を心のせいにされた。

これが決定的だった。

「気持ちがたるんでいるから病気になる」「気の持ちようで病気は治る」

健康な人がつい口にしてしまいがちな極論で、これを言われると、病人はつらいし、許せない気持ちになるものだ。

幸いゲーテは健康を取り戻す。

しかし、病気のときに、どういう仕打ちをされたかは、いつまでもその人の心に残る。日頃いくらやさしくても、弱ったときに冷たくされれば、もはや、もとのような気持ちではつきあえない。まして、もともと思うところがあれば、だめ押しとなってしまう。

父親との不仲はずっと続き、父親が亡くなった後もゲーテは、父親が生涯をかけて蒐集《しゅうしゅう》した美術品などをすべて叩き売ってしまう。

心のせいにされる

このゲーテの逸話《いつわ》を知ったとき、ゲーテの父親が病気を心のせいにしたりしなければ、ここまで親子関係はこじれなかったろうにと思った。

心と身体に関連性があるのは、もちろん当然のことだ。精神的な苦悩から、身体的な苦痛が生じたり、病気になってしまうこともある。また、病気になった後も、心の持ちようで、それが重くなったり、軽くなったりすることがある。極端な場合は、治ることもあるだろう。

しかし、だからといって、病気になったのは心のせいとは限らないし、心の持ちようだけで病気が治るとは限らない。

たとえば、骨折したとする。「いつもくよくよ悩んだりしているから、骨が折れるんだ」とか「そんなややこしい性格だから、複雑骨折するんだ」などと言う人はさすがにいないだろう。

また、「ポジティブな考え方をしていれば、折れた骨はくっつく」という人もいないだろう。強い力が加われば、どうしたって骨は折れるし、治るにはそれなりの期間が必要だ。

しかし、内臓の病気となると、たちまち、心のせいにされる。

これはおそらく、内臓というのは、ブラックボックスなところがあるからだ。

骨折ならかなり明確にイメージできるが、内臓の病気となると、イメージが曖昧《あいまい》になる。そして、悩んで胃が痛くなるとか、内臓のほうが心とのつながりを日常的に体験しやすい。

しかし、病気になるのがすべて心のせいなわけはないし、気の持ちようですべての病気が治るはずもない。そんなことは、誰でもわかっている。

それなのに、すべての病気が心で左右されるかのような精神論になってしまいがちなのは、人間は基本的に「限らない」とか「すべてではない」とか、グレーなことが苦手で、極端な白黒のほうを好むから、ということも理由のひとつだろう。

また、身体の病気に、身体からアプローチしてなかなか治らないとき、残っているのは心しかない。だから、心から治そうということになる。

難病は治らない病気なので、そういう次第で、とくに「心から治せ」ということを言われやすい。

身体からのアプローチで治らないのは、医学の限界であり、当人に責任ではないが、心のからのアプローチで治らない場合は、これは当人の「努力が足りない」「性格に問題がある」ということになってくる。

身体の病気になって苦しんでいるのに、いつの間にか、自分の性格を責められるという、当人にとっては、とても不思議な状況に追い込まれるのだ。

明るくしていろと言われる

気の持ちようが大切ということになると、病人には「明るくしていること」が求められる。

これは、病人の周囲の人たちにとっては、とても都合がいい。

病人は、病気になって苦しんでいるわけで、どうしたって基本的に暗い。それはしかたのないことだから、周囲も責めることはできない。しかし、内心は、そうやって落ち込んでいる人がいると、うっとうしく思ったりもしている。

そこに、「明るくしていたほうが病気にもいい」という見解を提示されれば、それは喜んでとびつくのも無理はない。

「明るくしているほうが、病気のためにもいいんだよ」と、病人に明るくしていることを強制できる。なにしろ当人のためなのだから。

そういう次第で、病人は、病気になるという悲しい出来事の真っただ中において、明るくしていることを求められる。

泣きたいときに、笑顔でいることを求められる。

楽しいときに泣けと言われたら、誰だって難しいはずだ。なのに、泣きたいときに笑うことはできると思っている人が多い。不思議だ。

人間の義務の遂行を妨げるような病気はない。労働によって奉仕できないならば、笑って堪《た》える手本を見せることによって、人々に奉仕すればよい。

トルストイ（『トルストイの言葉』小沼文彦＝訳、彌生書房）

トルストイのこの言葉を読んだとき、私は本当に、許せない気持ちになった。きっとすごく健康だったにちがいないと思ったが、その通りだった。五十歳前のことだが、こう書いている。「精神的にも肉体的にも、自分と同年配の人々の間にめったに見かけられないような、素晴らしい精力を享有《きょうゆう》していた。——肉体的方面においては、農夫達に遅れをとらずにずっと草刈りを続けることができたし、また精神的方面においては、たて続けに八時間ないし十時間位ずつ、仕事を続け、それほど精神を張りつめても何ら悪い結果はなかった」（『懺悔』原久一郎＝訳、岩波文庫）でなければ、こんなことは言えないだろう。

もちろん、つらいときにも笑顔でいられる、立派な人もいる。

病気でも、暗く落ち込まず、前向きに生きた立派な人の感動的な本が何冊も出版されている。

お見舞いの人は、そういう本を嬉しそうに持って来る。

それは大半、善意からで、病人を励ますつもりだし、たしかにそういう効果もある。

しかし、立派な人の本を読めば、立派な人になれるわけではない。偉人の本はたくさんあるが、それを読んで、偉人のように振る舞えている人がいるだろうか？　のび太だって、お父さんから偉人伝を渡されて困っている。

健康でもそうなのに、まして、病気になって弱っているときに、立派な人になるのを求められても困る。

それなのに、同じ病人なのだから、立派な病人と同じ振る舞いができると思っている人が多い。これも不思議だ。

健康な人が、健康な偉人と同じ振る舞いができるわけではないように、病人も、立派な病人と同じように振る舞える人は少ない。


それでも病人は、他人に面倒を見てもらわなければならない弱い立場なので、なるべく周囲の意向に添《そ》おうとする。

だから、病院の六人部屋でも、たいていの人は明るい。病室というのは、さぞみんな、どよんと暗いのだろうと思って、病院にお見舞いに来る人は、意外にみんなが明るいので、へえっと思うかもしれない。

しかし、それは第7章でも書いたように、頑張って明るいのである。廊下などでひとりで外をながめていたり、テレビを見ていてつい素に戻っているときなどの同室の人たちの顔は、どきりとするほど暗いことがある。

医師も患者の前では明るくしようとしているだろうし、看護師さんにいたっては、それこそ明るい天使でいることを求められるところがある。

病室というのは、医師と看護師と患者の三者ともが「感情労働（感情のコントロールをしなければならない労働）」に携《たずさ》わっている不思議な空間だ。

自分でもそう思いたい

「気の持ちようが大切」というのは、周囲からそう言われるだけでなく、じつは患者自身にも、そう思いたいという気持ちがある。

なぜなら、それなら自分の努力によって病気を治せるからだ。

原因もわからない、完治させる方法もないとなると、どうしようもない。

それが、原因は心で、気の持ちようでよくなるということになれば、嬉しくないはずがない。

だから、宗教にすがるように、ポジティブ信仰をする人も、少なくない。

> せんだってその友人で某《なにがし》という学者が尋ねて来て、一種の見地から、すべての病気は父祖の罪悪と自己の罪悪の結果にほかならないと云う議論をした。
>
> 夏目漱石（『吾輩は猫である』青空文庫）

今でも災害を「天罰」などと言う人がいるが、昔から、病気や災害などの不幸の原因を、別のところに求めたいという願望は、ずっと人間にあった。

現代は「心の時代」となったので、昔の「父祖の罪悪と自己の罪悪」などが、「心」に入れ替わっただけだ。「原因は別のところにある」という図式はまったく変わっていない。

なぜかと言えば、原因もはっきりせずに病気になるとか、その治し方もわからないというのは、病人にとってはもちろん、まだ健康な人にとってもおそろしいことだからだ。偶然、意味も理由もなく、不幸になるというのは、耐えがたいことだ。

だから、「〇〇だから病気になった」と、因果関係を明確にしたくなる。

「父祖の罪悪と自己の罪悪」のせいとか、自分の「心」のせいにされるのは、病人にとっては大変に不愉快なことのはずだが、それでも受け入れてしまうのは、因果関係がない状態よりは、ずっとましだからだ。

しかし、「父祖の罪悪と自己の罪悪」のせいにしてみたところで、自分の「心」のせいにしてみたところで、人間の願望が勝手に作り出した因果関係だから、プラシーボ効果しかない。それで治れば幸いだが、なかなかそうもいかない。

> 不幸な人の「なぜ」にはいかなる応答もない。
>
> シモーヌ・ヴェイユ（『シモーヌ・ヴェイユ アンソロジー』今村純子＝編訳、河出文庫）

病気によって心が変化する

「病気は心が原因」とされがちなのは、病気をしている人たちが、「いかにも病気になりそうな性格」をしているせいもある。

潰瘍性大腸炎になったばかりのとき、患者会のようなところに相談にいったら、そこの責任者の人から（その人は患者ではなかった）、「潰瘍性大腸炎の人たちは、みんな同じような性格をしている」と言われたことがある。

それは、くどくどしていて、神経質で、いつまでも悩んで、なかなか決断ができず、というようなことだった。

「そんな性格だから、こんな病気になるんですよ」と言われた。

たしかに、私が会った何人かの患者さんも、そういう感じだった。

ただ、私はそのときは、そういう性格ではなかったので、「だったらなぜ自分が？」と首をかしげた。

ところが、闘病が続くと、私もだんだんそういう性格になっていった。

少しでも症状を改善したいから、毎日の食事や便や行動を観察し、何を食べたからよくなかったのかとか、何をしたから少しましになったのかとか、そういう法則を見出そうとする。

ところが、そういう法則がない。あれを食べてよかったと思っても、次はダメだったり、同じことをしても、前回と今回で結果がちがったりする。

「さっぱりわからない」とあきらめるわけにもいかないから、さらに観察は細かくなり、神経はとがり、苦悩は増し、迷いは増え、決断できなくなっていく。

人に病状を説明するときにも、やたら細かくなるし、「そうとも限らないんですが」というような保留もあちこちにつく。

つまり、そういう性格だから、その病気になったのではなく、その病気だから、そういう性格になったのである。

病気によって形成された性格であるため、その性格を見ると、その病気になりそうに見えるのだ。「病は気から」というが、「気は病から」でもあるのだ。

こういう性格の変化は、病気に限らず、じつは誰もが経験していることではないだろうか。

私は中年になって初めて同窓会に出席したときに、ずいぶん驚いた。営業マンになった人は営業マンらしい性格になり、銀行マンになった人は銀行マンらしい性格になり、教師になった人は教師らしい性格になっていた。学生時代の性格とはずいぶんみんなちがっていた。

まだ職業に就いたことのなかった私は、仕事というのはおそろしいものだと思った。

でも、そういう私は、病人らしい性格になっていたのである。

病気によって心はどう変化したか

映画『恐怖』（ジミー・サングスター製作・脚本）で、主人公の車椅子の女性が、かなりの情緒不安定におちいる。

その様子を見ていた知り合いの医師（主治医ではない）が、歩けないのは心のせいではないかということを、かなりしつこく言う。

主人公は激怒して、「背骨が二箇所、骨折したんです、そのレントゲン写真を見せてあげましょうか」と反論した後、こう言う。

心が脚を侵《おか》すなんて大間違いよ。
脚が心を侵すの。

この「脚が心を侵すの」は、本当にそうだと思った。

私も本当に、病気になる前とは、別人のようになってしまった。

たとえば、どんどん潔癖症になっていった。

手もよく洗うようになり、手づかみでものは食べられなくなり、アルコールティッシュで手を拭くようになった。外出時にはマスクをし、つり革や手すりを持つのを避けるようなり、「抗菌」というような言葉にひきつけられるようになった。

さらには、買ってきた本やCDなど、外から持ち込むものは、すべてアルコール消毒するようになった。外出から戻ると、まずお風呂に入り、買ってきたものにすべて消毒用アルコールを霧吹きでシューシューと吹きつける。雫《しずく》がしたたるほど吹きつける。

新型コロナ以降、同じようなことをした人もいるかもしれない。しかし、私がこれをやった頃は、あきらかに異常な行動だった。自分でも異常だと思った。ちょっとまずい一線を越えてしまったと思った。が、それでもやめられない。

なぜそんなふうになってしまったかと言えば、前にも書いたように、病気の治療のために使っているプレドニンという薬には、免疫力を低下させるという副作用があり、人の病気が移りやすくなるからだ。電車で隣《となり》の席の人がゴホンと言っただけで、もう数日後にはカゼで寝込んだりする。

通院しているから、病人ばかりで混雑しているところに行くしかなく、どうしてもいろいろ移される。水疱瘡《みずぼうそう》を移されて入院したときには、ただでさえ大人でなると重いのに、プレドニンを減らすわけにはいかないから、免疫力が落ちた状態で、そうとう苦しんだ。身体にも顔にも水疱ができて、塗り薬を一生懸命塗ったが、水疱の痕《あと》がすべて丸く黒く残った。全身、水玉人間である。一生消えないかもしれないと言われ、とてもあせった。

幸い、水玉は消えてくれたが、とにかく、病気を移されることがこわくなった。

もともと難病なのに、そのせいでさらに人の病気までどんどんやってくるというのは、理不尽に思えた。

しかも、自分の病気は決して人には移らないのだ。それなのに、人からは移される。すごく一方的にボコボコにされるわけだ。

もともとの私は、潔癖症とはほど遠かった。小さい頃は山を駆け回って遊んでいたので、山の水を飲み、泥団子を焼いて食べたりしていた。

病気になる直前の大学生の頃も、外から戻ったらすぐに風呂に入るどころか、外出着のままで枕に座ったり、ベッドで寝たりしていた。

カゼをひいた友達を家に泊めても、なんにも気にならなかった。

ともだちって　かぜがうつっても　へいきだって　いってくれるひと。
谷川俊太郎（絵本『ともだち』玉川大学出版部）

しかし、病後は、もう無理だ。カゼをひいたら、プレドニンで免疫が落ちているから、ひどくなるし、カゼだけのことではすまない。難病のほうにも影響が出る。出血が始まり、また何か月も入院ということにもなりかねない。医師からも、カゼが誘因となるから、なるべくひかないよう、くれぐれも注意してほしいと、いつも言われていた。

「カゼをひかないようにって言われても、ひきやすくなっているんだから、難しいよね」と患者どうしで言ったりしていた。

だから、電車の中で、カゼをひいているのにマスクもせず、セキやクシャミを連発している人がいると、どうしても怒りを感じてしまう。「たかがカゼ」という気持ちがそこにはある。そうそう移るもんじゃないし、人に移したって、どうってことないと思っている。

移りやすい人がいたり、カゼをひくとカゼだけではすまない人がいるということに、まったく思いが至っていない。あるいは、そういう人もいるだろうけど、別人種で、知ったことではないと思っている。

「こういう人は、どうかカゼをひいただけでも大変なことになる持病を得ますように」と、つい心の中で願ってしまい。いやいや、それはひどすぎるかなとか、でもとか、よけいな葛藤《かっとう》が生じてしまう。


カゼくらいで嫌がっていると、けっこう人間関係に問題が生じる。

カゼをうつされたくないという態度をとる人間は、どうしても不愉快だから。

それを気にしないでくれる人こそ、今の私にとっては友達だ。

「ともだちって　かぜがうつるのをいやがっても　へいきだって　いってくれるひと」

と私だったら詠《よ》みたい。

潔癖症はティッシュに到達する

潔癖症に関しては、以前、マーティン・スコセッシ監督の『アビエイター』という映画のワンシーンがテレビで紹介されていて、驚いたことがある。

実在の大富豪ハワード・ヒューズの半生を描いた映画だが、彼は潔癖症だった。

その異常性を示すシーンで、ハワード・ヒューズを演じるレオナルド・ディカプリオが、トイレで何度も何度も手を洗う。

そして、水道の蛇口をキュッと閉じて、トイレの外に出て行く。

このシーンを見たタレントさんたちが、「ハワード・ヒューズって大変だったんですね〜」などとコメントしていた。

しかし、私はびっくりしてしまった。潔癖症の人間のことがまるでわかっていない。

それだけしつこく手を洗うような人間が、トイレの水道の蛇口にさわることができるはずがないのである。そして、トイレのドアのノブを握ることなど、できるわけがないのである。

じゃあ、どうするか？　蛇口はアルコールティッシュなどを使ってひねるしかない。ハンカチしかなかったとしたら、そのハンカチはもう捨てるしかない。トイレのドアは、誰か来るまで待つのだ。さっと開いたときに、足をひっかけて、足で開けて出る。

ひどい潔癖症の人間というのは、そこまでおかしなことをするのである。その「おかしさ」が、さまざまな困難と苦悩と滑稽さを生むのだ。

たんに手を何度も洗うだけなんて、ぜんぜん潔癖症ではないし、それくらいのことなら、生活に支障をきたさない。蛇口を止められずに呆然とし、トイレのドアがさわれなくて閉じ込められてしまうのが、潔癖症というものだ。

スコセッシ監督ともあろう者が、なぜ潔癖症のアドバイザーのような人を付けなかったのか、とても不思議だった。方言指導が必要なように、潔癖症にも指導が必要だ。

などと思いながら、潔癖症という、病気によって派生した小さな性格の歪《ゆが》みだけでも、こうして世間の認識から大きく逸脱するほど、遠くに来てしまったのかと、そのことにも愕然《がくぜん》とした。

なお、ハワード・ヒューズは晩年、何かにふれるときにはティッシュペーパー越しにでなければふれられなくなったそうだが、私も一時、その域に達した。

あとからハワード・ヒューズのことを知って、同じティッシュにたどり着いたことに驚いた。なぜティッシュなんだろう？　と思った。医療品ではないし、清潔と決まっているわけでもない。ハワード・ヒューズほどの大富豪なら、医療用のガーゼにしてもよさそうなものだ。なのに、なぜティッシュが到達点になるのか？　私にもいまだにわからない。

「具合が悪いと、小さなことで悩むね」

手術後、プレドニンの使用量が減って、免疫力が上がるにつれて、潔癖症も治っていった。なので、病気のせいで性格が変わっていたのは間違いない。

他にも、病気になってから性格が変わったところはたくさんある。

また、私だけでなく、同じ潰瘍性大腸炎の知り合いが、直腸型から全大腸型になったとき（症状が二段階重くなったということ）、みるみる性格が変わっていったのも、目の当たりにした。

自分の場合もこわかったが、人の変化を見るのは、客観的に見ることができるだけに、さらにこわく感じられた。

そうまで大きい変化でなくても、体調がよくないときは、気持ちが変化するということは、たいていの人に経験があるのではないだろうか？　すぐに元気になるから忘れてしまうだけで。

「普段はあんまり悩まないほうなんだけど、具合が悪いと、小さなことで悩むね」という人がいたときには、やっぱりそうだよねと、嬉しく感じてしまった。

「好きなことも楽しくなくなる」という人もいた。

新型コロナによる正常と異常の逆転

そして、新型コロナの騒動で、世界中の人たちが、多かれ少なかれ変化した。

先に書いたひきこもりに関しても、ここに書いた潔癖症に関しても、シェイクスピアの『マクベス』の「良いは悪い、悪いは良い」というような価値観の転換が起きた。

ひきこもりはよくない、というふうにずっと言われてきた。ひきこもっている人を、強制的にひっぱり出す業者さえあったほどだ。

それが一転、ひきこもることが正しく立派ということになり、ひきこもらない人は「どうしてちゃんとひきこもっていられないんだ」と非難されるようになった。

潔癖症は異常なように言われていたのに、きちんと消毒する人がまともな人ということになった。

がらりと逆転世界だ。あっという間にそうなった。


私にしてみると、なんとか普通の人のようにならなくてはと思っていたら、普通の人たちのほうが、いっせいに私の側にやってきたような感じだった。

これには驚いた。自分は動いていないだけに、他の人たちの動きがよけいにはっきり感じられた。

みんなが自分と同じように、感染症をおそれ、ひきこもって、潔癖症になるというのは、不思議な体験だった。

思い出したのは、『ドラえもん』の「ビョードーばくだん」という話だ（てんとう虫コミックス第26巻）。ドラえもんのひみつの道具によって、世の中のみんなが、のび太と同じ知力、体力になる。完全に平等な世界になるわけだ。ジャイアンとのケンカも互角。これは素晴らしいと、のび太は思う。

ただ、のび太は、けっきょく困って、「やっぱり　もとに　もどしてよ」とドラえもんに頼む。

私も同じだった。


もちろん、こうした変化は、ウイルスの蔓延《まんえん》のせいだし、みんな、そういう状況に対応しているだけで、性格が変わったわけではない。

しかし、ともかくも、病気への不安や心配だけでも、これだけ価値観や心理状態などが変化するのである。

これが、本当に病気になって、しかもそれが長期間になれば、性格まで変化しないほうが、むしろ不思議だろう。

そのことを、今はもう多くの人が、ある程度、実感として理解できるようになったのではないだろうか。

同じ病気でも、同じ性格ではない

病気によって性格が変化するということを書いてきたが、だからといって、「この病気の人はこういう性格」ということが言えるわけではない。そこは誤解しないでほしい。

ある程度の共通項はもちろんある。

しかし、もともとの性格がちがうのだから、病気によって変化して、ある程度、共通の特性を持つようになったとしても、同じ性格にはならない。トッピングは同じでも、土台はちがうのだ。

○○県出身とか、血液型が○型とか、そういうのでくくられるのも嬉しくないが、なんといっても不愉快なのは、「○○病の人」というくくりだ。

その病気の人で有名人がいると、「ああ、あの人と同じ病気なんですね」と言われ、そこにはあきらかに、精神的にも同じ歪《ゆが》みを有しているだろうという偏見が含まれていることがある。これは大変迷惑だ。ぜんぜん関係ない他人の性格の悪さのとばっちりをくうことになる。

病気になったばかりの頃、自分の病気に関して、医学書をいろいろ頑張って読んでいた。

その中に、性格についての調査というのもあった。

どういう人たちが潰瘍性大腸炎になっているか、性格検査を実施していた。

その結果として、「現状に満足せず、なんとか変えようとする性格」ということが載っていた。

そのせいで、すごくストレスを抱えやすいと。

そのときは、「なるほど!」と、すごく納得してしまった。自分もそういう性格だったからだ。

しかし、よく考えると、これはおかしい。

まず第一に、これは病気になった後の人たちを対象に性格検査をしているわけだ。

これまで書いてきたように、病気によって性格は変化する。だから、病後の人たちの性格を検査しても、「こういう性格の人が、この病気になる」とは言えない。

それを測るのだったら、健康な人たちを対象に性格検査をして、その中でどういう性格の人が、後に潰瘍性大腸炎になったかを調べるしかない。これは現実的には実施が困難だろうが。

では、「この病気になった人は、こういう性格になる」ということは言えるのだろうか。

たしかに、病気になると、その現状には満足できるはずもなく、なんとかしたいと誰でも思うから、そういう性格になってしまうかもしれない。

でも、よくよく考えると、「現状に満足せず、なんとか変えようとする性格」というのは、誰にでもあてはまるのではないだろうか？　そういうところがまったくない人って、いるのだろうか？満ち足りている人だって、何かしら変えたいことはあるだろうし、多くを望まない人でも、ささやかな願いはあるだろう。

心理学に「バーナム効果」というのがある。誰にでもあてはまることなのに、「あたっている！」と思ってしまう現象のことだ。たとえば、「あなたは人から好かれたい、ほめられたいと思っていますが、でも一方で、自分を批判する傾向もあります」などと言われると、すごく深い心までのぞかれたような気になってしまうけれども、これはじつは誰にでも当てはまる心理なのだ。

占いや血液型診断などでは、この「バーナム効果」が用いられることが多い。

「こういう性格の人が、この病気になる」とか「こういう病気の人は、こういう性格」とか言われると、周囲の人も当人も、ついそれがあてはまっているように感じられることがある。

しかし、そんな調査は現実には無理だし、あてはまって感じられるのは「バーナム効果」であることが多いのだ。

身体が心を操る

ハロルド・ピンター脚本の『召使』という映画で、主人と召使の関係がだんだんと逆転していく。病気になったときの感じも、これも近かった。これまでは心が主人で、身体がその命令を聞いていたわけだが、だんだんと身体のほうが主人になっていって、心がその命令を聞くしかなくなる。そういう逆転を感じた。

しかし、これはじつは、病気になったことをきっかけにそのことに気づいただけで、もともと主人は身体のほうだったのかもしれない。影の番長だ。

そもそも性格というのは、かなり身体によってできているのではないだろうか？

病気によって身体が変化することで性格が変わるのも、そもそも性格が身体によってできているからこそだろう。

心のほうが身体をコントロールしていると思われがちだが、むしろ身体のほうが心をコントロールしているように思われる。

人形使いのホラーで、人形使いが糸をひっぱって人形を操《あやつ》っているのではなく、じつは人形のほうが勝手に動いていて、人形使いのほうが糸で操られている、というのがたしかあった。

心と身体には、そんな関係があるような気がする。

難病を発病する前、私は急に精神状態がおかしくなっていた。

大学三年のときで、寮に住んでいたのだが、なんだか心がすさんで、誰かとケンカをしたくてしかたなかった。

私は本来、ケンカなんか大嫌いで、人に殴られたくないし、殴るのも嫌だった。

ところが、このときは、むしょうにケンカがしたくて、誰かと肩でもぶつからないかと、ギラギラしながら学内を歩いていた。

「おかしいなあ……」と自分でも感じていた。そうしたら、難病だった。

病後は身体が弱くなったために、身体の心への影響を強く感じるようになった。

なんだか腹を立てやすかったり、悲しかったり、少し変だなというときは、じつは心の問題ではなく、体調の問題なのだ。

『地獄八景亡者戯《じごくばっけいもうじゃのたわむれ》』という落語で、人呑鬼《じんどんき》という大きな鬼に丸呑みにされた、医者と山伏と軽業師と歯抜き師の四人が、人呑鬼の腹の中で、こんないたずらをする。

医「この紐《ひも》引いたら、鬼がくっしゃみしよる」
歯「この紐引いたら、鬼がくっしゃみを…… いよっと」
人「へーックション」
歯「やってる、やってる。おもろいもんやな」

医「そこにな、てこみたいなもんがあるやろ、そいつをぐーと持ち上げてみい。それ、疝気《せんき》筋《すじ》ちゅうてな、鬼が腹痛《はらいた》起こしよるさかい、そいつ、ぐっとこっちへ起こしてみい」
軽「これを、こういう具合に、うーん……」
人「あいたたたたた」
軽「鬼苦しんどおる、苦しんどおる。おもろいな」
医「その横の丸いかたまり、こうこそばかしてみい。鬼、笑いよるさかい」
山「これ、こそばかしたら、笑うの。この丸いとこ……こちょこちょこちょ」
人「あっはっはっ」
山「笑《わろ》うとる、笑《わろ》うとる。おもろいもんやなあ」

（『米朝落語全集 増補改訂版』第四巻、創元社）

人間の感情などというのは、このように、しょせん身体のどこかの紐《ひも》がひっぱられているとか、そんなものなのではないのか。

というのは、それはそれで極端すぎるとは思うが、そういう実感が私の中にはある。

ル・クレジオという作家に『発熱』という短編集がある。邦訳も出ているが、もう五十年くらい絶版のままだ。ノーベル文学賞を受賞したときに、この本も復刊されるかと思ったが、されなかった。この本のすごさは理解されにくいのかもしれない。どの短編も、歯痛とか発熱とか、ごくささいな生理的な苦痛がきっかけで、精神が崩壊していく。

哲学的な悩みではなく、精神的な苦悩ではなく、衝撃的な出来事ではなく、生理的な苦痛から始まるところが、私にはとても納得できる。
作家というのはさすがで、病気をしなくても、そういうことに気づいている。

身体のそばで、身体によって生きているうちに、人は身体にはそれなりのニュアンス、生があり、あえて無意味な言い方をすれば、固有の心理がある。精神の進展と同じように、身体の進展にもそれなりの歴史、曲折、進歩、そして損失があることに気づく。

カミュ（『カミュの言葉』西永良成＝訳、ぷねうま舎）

君の思考と感情の後ろには、強大な支配者、知られざる賢者がいる。——（中略）彼は君の肉体である。

ニーチェ（『ツァラトゥストラかく語りき』佐々木中＝訳、河出文庫）

わたしたちは肉体のなすがままであり、肉体の気まぐれは、それぞれ判決に相当する。わたしたちを支配し牛耳《ぎゅうじ》るのは肉体であり、さまざまな気分を押しつけるのは肉体である。

シオラン（『時間への失墜』金井裕＝訳、国文社）

あの人は、本当はそういう人ではないかもしれない

病気によって性格が変わるとしたら、ある人物がもし病気でなければ、別の性格だった可能性もあるわけだ。

不機嫌で、打ち解けない、人間嫌い。
私のことをそう思っている人は多い。
しかし、そうではないのだ！
私がそんなふうに見える、本当の理由を誰も知らない。
私は幼い頃から、情熱的で活発な性質だった。
人づきあいも好きなのだ。
しかし、あえて人々から遠ざかり、
孤独な生活を送らなければならなくなった。
無理をして、人々と交わろうとすれば、
耳の聞こえない悲しみが倍増してしまう。
つらい思いをしたあげく、
またひとりの生活に押し戻されてしまうのだ。
ベートーヴェン（『ＮＨＫラジオ深夜便　絶望名言２』拙訳、飛鳥新社）

ベートーヴェンというと、こわい顔をして、人を寄せつけないイメージがある。
それどころか、何か精神的な疾患があったんじゃないかという説まである。

というのも、潔癖症でよく手を洗っていた一方で、「汚れた態」というあだ名がつくほど服装に無頓着《むとんじゃく》で、ホームレスと間違われて逮捕されたことさえあるからだ。

しかし、ベートーヴェンの「身体」のことを考えると、これらのことはすべて納得がいく。

ベートーヴェンは、小さい頃から身体が弱く病気がちだった。目の病気、天然痘、肺の病気、リュウマチ、黄疸、結膜炎、他にもいろいろな身体の不調で悩んでいる。

そして、慢性的な腹痛や下痢があり、胃の調子がよくなかった。

病気がちで胃腸が弱い人というのは、私もそうだが、口から入ってくるものに、非常に気をつける。だから、手をよく洗うし、潔癖症になる。

そしてベートーヴェンは二十代の後半から難聴になる。そのために、人づきあいが難しくなった。孤独な生活を送っていれば、服装に無頓着になるのは当然だろう。誰にも会えないとなれば、身なりを整えるのも、かえって悲しみが増す行為だ。

ベートーヴェンに初めて会って、あまりひどい格好なので、ロビンソン・クルーソーかと思った人がいたらしい。でも、彼はまさに無人島にいるような生活を送っていたのだから、それも当然だ。

相手のことを詳しく知れば、異常に見えたことにも納得がいき、変な人に思えたのが、そうではないことがわかったりする。

もちろん、ひとりひとりのことを、そんなに詳しく知ることはできない。

でも、だからこそ、「何か事情があるのかもしれない」「本当はそういう人ではないかもしれない」という保留付きで、人を見たいものだと思う。

そのわずかなためらいがあるだけでも、大変なちがいなのだ。

第10章

めったにないことが起きる／治らないことの意味

経験は良い薬であるが、病気が治ったあとでしか手に入らない。

ジャン・パウル（「名言ナビ」https://meigennavi.net）

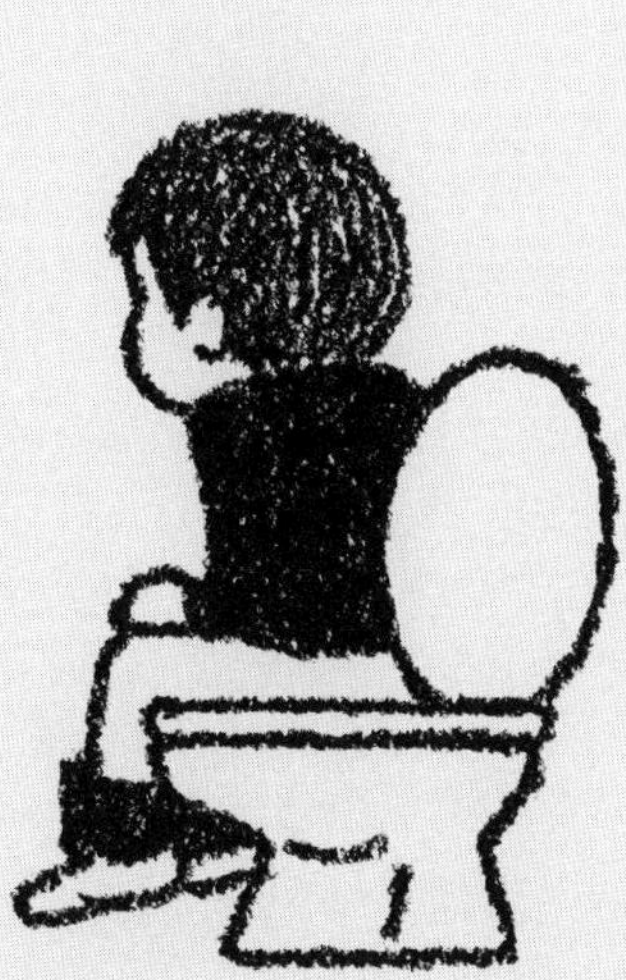

めったにないことが起きる

潰瘍性大腸炎というのは難病の中では人数の多い病気だが、それでも難病になるというのは、やはり確率の低い出来事ではある。

めったに起きないことが、自分の身の上に起きたわけだ。

それはいったいどういう体験なのか？

そのことについて少し書いてみたいと思う。

病気になる前、まだ中学生になったばかりのときに、私は交通事故に遭《あ》った。

自転車通学をしていて、学校の帰りに歩道を真っ直ぐ走っていて、ヤクルトの工場の門から出てきた乗用車に横から撥《は》ねられた。

今でも覚えているが、車が迫ってくるのがスローモーションに感じられた。

余談になるが、私のこのとき以来、ハッとしたときには物事がスローモーションに感じられるようになり、その間に避けられるようになった。たとえば、同じテーブルの人がビールジョッキを倒して、中身がもろに私にかかりそうになったとき、さっとよけたり。その素早さに、何度も人に驚かれた。おそらく、ピンチのときには脳内麻薬のようなものが出て、瞬間的に認識能力が高まり、その分、周囲の動きを遅く感じるのだろう。世界最高のサッカー選手のメッシは、スローにしないと何をしているのかわからないような素早いプレーをするが、彼はきっとピッチの中ではいつも周囲のすべてがスローモーションに見えているのではないかと思う。

しかし、この中学生のときは初めてだったので、スローモーションに感じられても、避けることはできなかった。ゆっくりと迫ってくる車のフロントバンパーを見ながら、ああ、ぶつかる、ああ、もう少しでぶつかる、などと思いながら、ついに本当にぶつかった。

車道に放り出された。バスがよく通る道だったし、タイミングによっては悲惨なことになっていただろうが、幸い、そのときは車が通っていなくて助かった。

運転していた会社員風の若い男性があわてて降りてきて、「大丈夫?」と何度も聞いた。私は「大丈夫です」と答えて、その場から逃げ去ろうとした。

これは今でも不思議なのだが、非はあきらかに向こうにあった。車で出てくるときには一時停止して左右を確認するべきだ。それなのに飛び出してきて、歩道を直進していた子どもをひいたのだ。しかし、私はなぜかこの事故のことを隠したいと思った。思ったというより、自然とそういう行動になった。運転者に対して、大丈夫だから、もうさっさとどこかに行ってほしいと思った。

自転車を押して行こうとしたが、自転車が歪《ゆが》んでいて、うまくタイヤが回らなかった。それでも無理に押して、去ろうとした。

運転者のほうも、それで、車に戻って、あわてて走り去った。まあ、ひき逃げに近いわけだが、私のほうの態度のせいもあったと思う。

家に戻っても、事故のことを隠した。誰にも言わなかった。まるで自分が犯人、加害者であるかのように。歪んだ自転車を、こっそり自分でかなづちで叩いて直そうとした。そこを家族に見つかり、問いただされて隠しきれず、ついに白状した。

この心理は今でも不思議だ。でも、この体験のおかげで、被害者が被害を隠したがったり、被害者なのに罪悪感を持ったりという心理が、実感としてよく理解できる。なぜそうなってしまうのかは、自分でも理解できないが。

私を撥《は》ねたのは、偶然にも、私の家族のひとりの会社の同僚だった。会社で「子どもをひいてしまった」と仲間に告白したことで、「それはうちの弟だ！」ということになった。警察沙汰にはしなかった。その人はバウムクーヘンを持ってあやまりにきた。それ以来、私はバウムクーヘンが大好物だ。そのことも不思議だし、なさけなく思う。

話がずれたが、私はもうひとつ、交通事故を体験している。自転車ではねられてから、それほど経っていなかったと思う。

今度は、車の助手席に乗っていた。運転していたのは、もちろん私ではない。冬の朝で、雪が降った後で、道がかなり凍っていた。

車がスリップした。すると、ハンドルがまるできかなくなって、氷の上をすーっとすべてっていくように（というか、本当にそうだったわけだが）、道のわきに止めてあった車にぶつかった。

ぶつかる前から、ぶつかることはわかっていた。でも、どうしようもなかった。私にはもちろん、運転者にも。この「ひどいことが起きるとわかっているのだけれど、自分にはどうしようもない」という感覚は、今でも私の中に残っている。

運転者は警察に行くことになり、私は先に帰るように言われた。教えられたバス停に行ったが、田舎のことで、何時間か先でないとバスがなかった。寒くて、とても待っていられなかった。歩いているほうがましだと思って、バス停のある道にそって歩いて帰ろうと思った。

そして、迷った。雪が降り出した。はらってもはらっても身体に雪が積もり始め、顔にも雪が積もり、意識がぼうっとしてきた。

トイレに行きたくなって困ったが、工事用の簡易トイレを見つけて、それに入った。すると、外に犬がやってきて吠えつき、出られなくなった。どうやって出たのかおぼえていない。

民家に道を聞くために入ったのはおぼえている。助けてくれるのではないかという期待が少しあったが、「大丈夫?」と心配そうにはしてくれたが、道を教えてくれただけで、それ以上は助けてくれなかった。

なんとか家にたどり着いたが、ここまで苦労したことは、やはり家族には言わなかった。ストーブの前でただ黙っていた。いつもはおしゃべりな子どもだったのに。

いろいろ話がそれてしまったが、何が言いたいかというと、こうして車にひかれたり、車でぶつかったりすると、「自分は事故には遭《あ》わない」という、多くの人が持っている素朴な信仰を失ってしまう。

なんだそんなことかと思うかもしれないが、これは意外と大きい。

人は、そういう信仰によって、日常をスムーズに生きている。でなければ、本当に事故の確率とかを正確に考えていたら、いろんなことがおそろしくなってできなくなる。鬱病の人のほうが、現実を正確に認識できているという心理研究の結果が公表されていたが、それはそうだろう。普通の人というのは、現実をかなり楽観的に考えているし、またそうでないと、生活に支障をきたして、普通の日常を送れなくなってしまう。

私はもう、「事故は他人が遭うものであって、自分には起きない」というふうには思えない。だから、つねに緊張している。運転免許も持っていない。人をひくかもしれないからだ。

私の知り合いに、人をひきかけた人がいる。幸い相手に怪我はなかったのだが、フロントグラスに人がべたりとはりついて、しかもその恐怖にひきつった顔を間近に見てしまって、大変におそろしかったそうだ。その光景が忘れられなくて、車の運転をやめて、その後はすべてタクシーにしている。一度体験してしまうと、もう「自分は大丈夫」を失ってしまう。

低い確率をおそれる

車の事故だけなら、もともとかなり確率の高いことだし、まだよかったのだが、難病という、とても確率の低いものにまでなってしまうと、これはダメージが大きかった。

とても低い確率のことまで、おそれるようになってしまうのだ。

たとえば、マダニにかまれて重症熱性血小板減少症候群になった人が、全国で四九二人いるというニュースを聞くと、「全国で四九二人なら、自分には関係ない」と、ほとんどの人は思うだろう。しかし、私のように低い確率に一度当たってしまった人間は、この人数でも震え上がってしまう。自分に関係がないとは思えない。

怪獣映画で、怪獣の最初の登場シーンで、まず最初に踏まれて死ぬ人がいる。たいていの人は、気にもとめないだろう。「怪獣登場！」と思うだけだ。しかし、こっちはそういう不運な人のほうに気持ちがいってしかたない。あの人はこれまでいろんな経験をして、喜怒哀楽を味わって生きてきたのに、こんなにあっさり、わけがわからないまま踏みつぶされてしまって……とあれこれ考えてしまって、無事で逃げている主人公たちのほうになかなか関心が向かない。

歴史番組などで、昔の戦《いくさ》で、「こちらの戦死者はわずか二名という大勝利だった」などという説明を聞くと、もうその二名が気になってしかたない。

みんなが勝利で大喜びして浮かれているときに、その二名の家族はどんな気持ちでいるのか。悲しむことさえ、周囲の目を避けなければならないかもしれない。

『プライベート・ライアン』という映画の最初のほうで、ノルマンディー上陸作戦が描かれるが、上陸用舟艇がビーチに近づいて、上陸時に渡し板となる平らな船首が開かれたとたんに、流れ弾で多くの兵士が死ぬ。

戦闘訓練を積んで、国のために戦おうとやってきたのに、戦うどころかビーチに立つ前に、偶然の流れ弾によって死んでしまうのだ。

そこには、国のために、愛する者たちのために命を捧げるというようなヒロイズムはかけらも感じられない。むなしささえ、感じられない。あるのは、ただおそろしい偶然だけ。

母親がお腹の中で十か月育て、母乳を与えたり離乳食を与えたりして育て、はしかだ、おたふくかぜだと看病し、勉強ができないのを心配したり、偏食を直そうと苦労したり、そんなこんなで生きてきて、たまたま流れ弾に当たるかどうかで、命を左右される。

普通の人は、自分はそんな弾には当たらないと思う。自分はそんな雑魚《ざこ》キャラではなく、危険な目にはあってもなんとか助かって活躍する主人公キャラのほうだと思っている。

しかし、私のように、低い確率に当たったことのある人間は、何が起きるかわからないということが身にしみている。雑魚キャラ中の雑魚キャラのようなことが、自分に起きるかもしれないということがよくわかっている。

これは生きにくい。

日常には、じつはいろんな危険が満ちている。たまたま工事現場から落ちてきた鉄骨にぶつかって亡くなる人も、現実に存在する。

そういう、いろんな確率の低い危険に、いちいちおびえながら生きている。工事現場の下は決して歩かない。

ただし、低い確率でも起きかねないと思っているので、宝くじは買う。当たるような気がしてしまう。

ミルクのコップを口のところに持ちあげるのさえ怖くなります。
そのコップが、目の前で砕け散り、破片が顔に飛んでくることも、起きないとは限らないからです。

カフカ（『絶望名人カフカの人生論』拙訳、新潮文庫）

メメント・モリすぎる

夏目漱石がエッセイの中でこう書いている。

私は死なないのが当り前だと思いながら暮らしている場合が多い。

（中略）

或人《あるひと》が私に告げて、「他《ひと》の死ぬのは当り前のように見えますが、自分が死ぬという事だけはとても考えられません」と云《い》った事がある。戦争に出た経験のある男に、「そんなに隊のものが続々斃《たお》れるのを見ていながら、自分だけは死なないと思っていられますか」と聞いたら、その人は「いられますね。おおかた死ぬまでは死なないと思ってるんでしょう」と答えた。

（中略）

私も恐らくこういう人の気分で、比較的平気にしていられるのだろう。

（『硝子戸《ガラスど》の中《うち》』青空文庫）

これが、普通の人の心持ちだろう。

誰もがいつかは死ぬからこそ、誰もがそのことを考えないようにしている。考えていたら、とても生きていけない。

死を考えないようにできる能力こそ、生きるためにいちばん肝心なものかもしれない。

『劇場版TRICK　霊能力者バトルロイヤル』という映画で、さまざまな霊能力者が自分の力をアピールするシーンで、藤木直人が演じる霊能力者がこう言う。

「私は決して死なない不死身な身体を持っています。その証拠に、私は生まれてから一度も死んだことがない！」

これに私はとても感動してしまった。

たとえば、「生まれてから一度も失敗したことがない」「生まれてから一度もウソをついたことがない」「生まれてから一度も泣いたことがない」「生まれてから一度も怒ったことがない」などというのはどれも、本当だったら、かなり奇蹟的だ。

「一度もない」というのは、たいていは誇張で、本当は何度かはあるものだ。

しかし、「私は生まれてから一度も死んだことがない！」というのだけは、今これを読んでおられる方は、みなさん間違いなく、そうであるはずだ。

忘れているだけで、本当は一度……なんてことはない。

死にかけたことはあるかもしれないが、死んではいないはず。

病人の私も、まだ一度も死んではいない。してみると、自分は弱者だとばかり思っていたが、じつは強者だ。敗者とばかり思っていたが、じつは勝者だ。

死にかけるということは、人生に何度もあるはずで（車がすれすれを通るとか）、そのたびに生き残ってきたヒーローがわれわれだ。

だからこれは、「自分は死なない」と思い込んでいても、しかたがない。新型コロナのときも、自分は死なないと思っている人がたくさんいた。リスクの高い高齢者でさえ。それは、高齢になるまで、ずっと死なずにきたからだ。

健康な者には断末魔の経験もなければ、死の感覚もない。彼らの生は、あたかも完璧な性質をもっているかのように展開する。死は外部に由来するものであり、存在に内在する宿命であるとは考えないことこそ普通の人間の属性である。

シオラン（『絶望のきわみで』金井裕＝訳、紀伊國屋書店）

とはいえ、病人の場合は、やはり死を意識しないわけにはいかない。

とくに難病になって、「低い確率のことでも自分に起きるかもしれない」と学んでしまった者は、いつ死ぬかもわからないと、びくびくしてしまう。死のことが頭から離れなくて、おちおち生きていられないほどだ。

周囲から見ても、難病者というのは、棺桶に片足を突っ込んでいるように見えるだろう。当人の実感としては、むしろ、落語の『しまつの極意』の中の、次のシーンが近い。
倹約《けんやく》の極意を教わるために、ある男が夜、倹約の名人の家にやってくる。すると、灯りを倹約して真っ暗な中に、名人が真っ裸で座っている。洋服を倹約するためだ。真冬でもそうしているという。「寒くないですか？」と聞かれて、名人はこう答える。

「庭石の大きいやつ、縄でくくってぶら下げたあるねん。ひょっと、あの縄が切れたら命がないと思うとな、ここに座ってても冷や汗がたらーったらー……」

（『米朝落語全集　増補改訂版』第四巻、創元社）

つねに死のことを考えている状態は、この大きな石が頭の上に吊《つる》してあって、いつ縄が切れるかわからないというのに近い。

だから、小さな生きものを殺すことができない。
アリとか、ハエとか、蚊とか、そういうものをつぶしたり、たたいたりできない。
小さければ小さいほど、命そのもののような感じがする。
そうした命に対して、自分が「綱の切れた大石」になることは、とてもできない。
私は蚊によく刺される体質なので、とても困るのだけれど。

たまさかにぶん〳〵といふ虫来りて顔のあたり飛びめぐるを、うるさしとて追ひやれど又戻り来つ、投げつくれど羽堅くして傷《やぶ》れず。はては腹だゝしさにそを捕へて足一つ〳〵もぎ取りて放しけるに、僅《わずか》に残りたる足のきれにてもがき〳〵少し這《は》ひありく。之《これ》を見るに俄《にわ》かに哀しく覚えていかにせましと思へど、再び足をつぐべくもあらず。寧《むし》ろ殺さましと手に取れどそれもしかねて、今更罪の深き思ひせらるゝもよしなしや。

正岡子規（『病牀瑣事』青空文庫）

人は死ぬことを忘れる。だからこそ、「メメント・モリ（死を忘るなかれ）」という警句があるわけだが、病人の場合、メメント・モリすぎて困る。

逆に、「死を忘れろ」という言葉や警句がほしいくらいだ。

死ぬのは当たり前のことだとしても、死にこだわり、何事につけても死を考えるのは当たり前のことではない。

シオラン（『時間への失墜』金井裕＝訳、国文社）

健康だけど、死が身近な人は、どう感じるのか？

「メメント・モリ」すぎるのは、医師や看護師も同じだろう。

日常的に、身近で人が死んでいく。死を忘れるわけにはとてもいかないはずだ。

その心境はどういうものなのだろうかと思った。

自分もいつかは死ぬ身の人間なわけで、やはりもっと死を忘れていたいと思っているのか。
山田太一脚本の『ふぞろいの林檎《リンゴ》たちⅣ』（マガジンハウス）の中で、看護師の陽子は、元看護師だった友達の晴江への手紙にこう書く。

「晴江も、随分たくさん、死んで行く人を見たものね。（中略）病院の外へ出ると、死んで行く人なんていないように明るいもの。ほんとうは毎日毎日人は死んで行くのにね。私は、そのそばにいつもいる。そのことに、時々、この頃とても疲れてしまう。とても、まいってしまう」

それとも、戦場で、他の兵士はばたばた銃弾に倒れても、自分だけは死ななかった英雄のように、むしろ不死身のような意識が強くなっているのか。

死者たちと向いあってひとりで立っているという力の自覚は、結局はいかなる哀悼よりも強烈である。それは、明らかに同じ運命を分けあった多くの人びとのなかから選ばれたのだという感情にほかならない。自分がまだそこにいるという理由だけで、生きのこる者は自分がかれらよりもすぐれていると感じる。

カネッティ（『群衆と権力』下、岩田行一＝訳、法政大学出版局）

一度、看護師さんに聞いてみたことがある。
たまたま廊下で、親しい看護師さんと二人になった。少しくらいなら雑談する時間がありそうだった。

彼女の返事は意外なものだった。

彼女は「神様を信じている」と言った。

それは特定の神様ということではなさそうだった。ただ、そういうふうな存在を信じていると。

私は驚いて、

「こういう仕事をしていて、神様を信じているんですか？」

と思わず聞いてしまった。


ゲーテは幼い頃、リスボン大震災に衝撃を受け、神を信じなくなる。

自伝にこう書いている。


「さっきまで平和に安らかに暮らしていた六万の人たちが、一瞬のうちに死んだ」

「賢明で慈悲深いものと教えられてきた神が、正しい者も、不正な者も、同じように破滅させた」

「そのことが幼い心に強い印象を与え、どうあがいても立ち直ることができなかった」


ゲーテ（『絶望名人カフカ×希望名人ゲーテ――文豪の名言対決』拙訳、草思社文庫）

ゲーテはそれ以降、教会にも行かなくなる。

このほうがむしろ自然だろう。

病院では、まだあどけない子どもも亡くなっていく。看護師はそれを目の当たりにしなければならない。神様など、とても信じられなくなりそうだ。

にもかかわらず、私の質問に、彼女のほうも驚いて、こう聞き返してきた。

「そんな難病になって、あなたは神様を信じていないんですか？　それで生きていけますか？」

彼女は本当に意外そうな顔をしていた。

私は返事ができなかった。彼女の心境が理解できなくて、言葉が出てこなかったのだ。

このやりとりは、いまだに私の中に響いている。

もちろん、これは一個人の見解で、すべての看護師さんがこういう気持ちのわけはないが、それにしても、看護師さんの立場に立たなければ理解できないことがありそうだ。

病気と回復によって人は学ぶ

難病になるということは、めったに起きないことが起きて、そのまま治らないということだ。

今度は引き続き、「治らない」ということについて書いてみたいと思う。

健康な人には病気になる心配があるが、病人には恢復《かいふく》するという楽しみがある。

寺田寅彦（『KからQまで』青空文庫）

カゼでも、だんだん具合がよくなっていくときというのは、気持ちがいいものだ。痛かったノドが痛くなくなり、吐き気が食欲に変わり、熱でだるかったのが、だんだん動きが軽快になっていく。

すぐに治る軽い病気なら、
ぼくにはむしろありがたいものです。
子供の頃からいつも、そういう病気にかかることを願ってきました。
でも、めったにかかりません。
容赦なく流れていく時間を、
そういう病気はさえぎってくれます。
そして、この使い古されて、すっかりすり減った人間に、
ささやかな再生の機会を与えてくれます。
それこそぼくが今まさに欲しくてたまらないものです。

カフカ（『カフカはなぜ自殺しなかったのか？』拙訳、春秋社）

心がつらいときに、自分で身体を傷つけることがある。リストカットとか。それも、もしかすると、身体がだんだんと治癒していく再生の喜びを感じるためなのかもしれない。心のほうは難しいから。

カゼひとつひかないという人でも、ケガをしたことのない人はいないだろう。痛くて血が流れていたのが、血がかたまり傷口がふさがり、だんだん痛くなくなり、ついには傷が消える。

だから、ほとんどの人は、身体に不調が起きて、それが治るというプロセスを、人生で何度も経験している。

多くの人が「人生はなんとかなる」とか「時間が解決してくれる」というふうに思っているのは、そのせいではないだろうかと、つねづね思っていた。

というのも、難病になって以来、私はそんなふうに考えられなくなっていたからだ。

そうしたら、まさにそういう心理研究があると教えてもらった。

その研究によると、ケガや病気によって人は、「つらく苦しい状態から、だんだん癒《い》えていくという過程を経験する」ことになる。

そのことが心にも影響する。「今はつらくても、いずれ立ち直れる」という確信が心に根付くというのだ。

だから、つらい経験をしたときには、「過去のあらゆるケガや病気のリストを作成する」といいらしい。そうすれば、いつか癒えると思えるからだ。

じつになるほどな研究だ。

しかし、そうなると、治らない病気になった人間はどうなるのか?

「今はつらくても、いずれ立ち直れる」という確信が心に根付く代わりに、「今はつらくて、そのままずっと立ち直れないかもしれない」ということが心に根付いてしまうのではないだろうか。

私の実感としては、まさにそれを学んでしまったように思う。

「いずれなんとかなる」と言われると、反射的に「なんとかならない場合もある」と思ってしまう。

「時間が解決してくれる」と言われると、「時間で解決できないこともある」と思ってしまう。

不幸は持続する。なぜなら不幸とは、不幸から抜け出す手立てを失ってしまっていることだからである。

シモーヌ・ヴェイユ（『シモーヌ・ヴェイユ アンソロジー』今村純子＝編訳、河出文庫）

努力は万能ではない

治らない病気になると、努力ということへの考え方も変化する。

治らないからといって努力をしないわけではない。むしろ、日々の努力が欠かせない。ボートの底の穴をふさげないのなら、一生懸命に水をかき出すしかないのである。その手を休めれば沈んでしまう。だから、努力の価値はいやというほど知っている。

しかし、努力すれば、なんでもかなうわけではない、ということも身にしみている。

「あきらめずに頑張り続ければ、夢はかなう」というメッセージが、今の世の中に満ちあふれている。

これにはどうしても反撥《はんぱつ》せずにはいられない。

ケガをしても、病気になっても、あきらめなければ、必ず夢は叶う。

テンリー・オルブライト（「名言ナビ」https://meigennavi.net）

彼女は小さい頃にポリオ（小児麻痺）になっている。足に大ケガもしている。それを乗り越えて、フィギュアスケート選手として、オリンピックで金メダルをとっている。

こういう人に、こう言われると、大変な説得力だし、感動もする。

近い状況の人は、とても励まされるだろう。


しかし、彼女にしても、父親が裕福な外科医で、病気の娘のためにリンクを作ってくれたり、ケガの治療をしてくれたりという幸運がある。

そういう幸運に恵まれない人だって当然いる。そして夢がかなわない人もいる。そういう人たちには、「あきらめなければ、必ず夢は叶う」の「必ず」はきついだろう。


うまくいった人は、どうしてもそれを自分の「努力」と結び付ける。しかし、うまくいかなかった側にしてみれば、努力の問題ではないということは、いくらでもある。

にもかかわらず、たとえば、社会的に恵まれない地位にいる人が、その苦しさを訴えると、「努力が足りないからだ」と、社会的に恵まれた地位にいる人から言われたりする。「私だって苦労して、ここまできたのだ」と。

努力は素晴らしいものだが、うまくいかないことをすべて「努力不足のせい」にされたら、たまったものではない。
努力は多くの可能性を秘めているだけに、そういうおそろしさも一方で持っている。

あきらめるな、努力すればきっと手に入るというような無限定な励ましに、むかつくような鈍感を感じていた
山田太一（『冬の本』夏葉社）

努力万能説に逆らう、こういう言葉も必要だと、私はすごく思う。

ふさわしくないことが起きる

中島敦の小説『李陵《りりょう》』にこういう一節がある。

常々、彼は、人間にはそれぞれその人間にふさわしい事件しか起こらないのだという一種の確信のようなものを有《も》っていた。
（『中島敦全集3』ちくま文庫）

これは誰でもそうではないだろうか？
しかし、ふさわしくないことが起きることがある。これがなかなか納得できない。

ミラン・クンデラの『小説の精神』（金井裕・浅野敏夫＝訳、法政大学出版局）を読んでいたら、こういうことが書いてあった。

ダンテやボッカチオの頃の文学では、主人公が冒険に出かけて、さまざまな苦難を通じて成長し、自分を見つけていた。これは今でも、娯楽作品の基本パターンだろう。

しかし、ボッカチオから四世紀後のディドロの時代になると、冒険に出かけていって、障害者になって戻ってきたりする。

彼は自分の行動において決して自分を確認することができない。行動と自分の間に裂け目がある。人は行動によって自分自身の姿を明らかにしたいのだが、その姿はまるで自分に似ていない。行動のそうした逆説的性質こそ、小説の偉大な発見のひとつです。

これに私はとても感動してしまった。

私が苦しんでいたのは、古い物語のパターンにはまってしまっていたからだと気づいた。現実をそういうものだと思っていたから、そこから逸脱した自分の人生が受け入れがたかったのだ。

小説の世界ではとっくに、冒険に出かけていって障害者になって戻ってきたりすることもあるのが現実だと気づいていたのだ。

しかし、行動において自我が把握できないとしたら、それはどこで、どのようにして把握できるのか。そのとき、自我を探求する小説が行動という見える世界に見切りをつけ、見えざる内面の生を探る機会がやってきます。

人間の行動ではなく、内面、精神を探求する心理小説の時代がやってきたわけだ。

これは、病人や障害者に、「身体に不自由があっても、心の持ちようが大切」と説くことにも似ている。

しかし、心理小説も行き詰まってしまう。

偉大な小説家たちが、自我の内的生の微に入り細をうがった探求から当然予想されるどんづまりに行きついたあとで（中略）カフカこそが新しい方向を、プルースト後の方向を開いたのです。（中略）プルーストにとって、人間の内面世界は私たちを驚嘆させてやまないひとつの無限、ひとつの奇跡でした。しかしカフカの驚きはここにはありません。彼はどんな内的動機が人間の行為を決定するのかとは問いません。それとは根底的に異なる問いを提出するのです。外的決定要因が圧倒的に強くなった結果、内的動機の意味がもはやなくなった世界にあって、人間にどんな可能性が残されているのか、という問いです。

これは「病気や障害という外的決定要因が圧倒的に強くなったときに、それでも人間にどんな可能性が残されているのか」という問いとも言えるだろう。

治らない病気になった私が、なぜカフカにひかれるのか、わかったような気がした。

治らないと言っても否定される

治らない病気になって驚いたことのひとつは、「治らない病気なんです」と言っても、「いえ、治りますよ」と否定されることだ。

なぐさめるつもりで言っている場合はいいのだが、そうではなく、治らない病気があるということに対する恐怖からだったり、この章の最初に述べた「いつか、なんとなる」という信念からだったり、いま述べたばかりの「主人公が冒険に出かけて、さまざまな苦難を通じて成長し、自分を見つける」という物語のパターンにはまっているためだったりする。

だから、かなりしつこく否定されることがある。

難病とは治らない病気のことなんだと説明すると、それでも「でも、元気なんですよね」とか「少しずつはよくなっているんじゃないですか」などと食いさがったりする。

こちらは治らない病気であることが悩みなのに、治ると言うまで許されないことがある。

一方、「手術して、もうすっかり治りました」とウソを言うと、ものすごくウケがいい。受け入れられ方がまるでちがう。これまで玄関で立ち話だったのが、客間まで通されて、いろいろもてなされる感じだ。

「いろいろ苦労したけど、うまくいった」という物語はとても好まれる。

それがわかったから、最近はけっこう、そう言うことにしている。

「治らない病気とは、大変ですね」というような、ごくあたりまえの反応をする人は、じつはとても少ないのだ。

非日常を持つことができない

病気というのは本来、非日常だ。

学校や会社を休み、いつもやることもやらず、昼間から寝たり薬を飲んだり、いつもやらないことをやる。

そして、病気が治ったら、日常に戻る。

しかし、病気が治らない場合、日常に戻れない。そして、非日常を生き続けるしかなくなる。

そうすると、どういうことが起きるかというと、もともと非日常なので、それ以上の非日常を持つことが難しくなる。

具体的には、たとえば「ハメを外す」ということができない。

たいていの人は、ハメを外す日というのがある。

食べ過ぎたり、飲み過ぎたり、夜更かししすぎたり、してはいけないことをしたり。

ただずっと同じように真面目に生きていくことは難しい。

ときには、むちゃをする時間が必要だ。


しかし、病気という非日常を生きていると、そうはいかない。

ハメを外せない。

そんなことは贅沢な悩みのようだが、けっこうそうでもない。

檻《おり》から出られないとしたら、それは耐えがたいと誰でも思うだろう。自由を奪われているのだから。

ハメを外せないというのは、そういうことだ。


健康には自由がある。健康はすべての自由で第一のものである。

アミエル（『アミエルの日記』岩波文庫）

幸福のハードルが下がる

病気をすると、幸福のハードルがすごく低くなる。

朝起きて、どこも痛くなければ、もうそれだけですごく幸福感に包まれる。

陽ざしにも幸せを感じるし、木が揺れているだけで感動するし、鳥の声にうっとりする。

元気で健康なら、鳥の声なんて、耳にも入らないかもしれない。「鳥が鳴いたからってなんだ、そんなどうでもいいことに注意を向けている暇はない、今日の会議のことで頭がいっぱいなんだ」

ところが、病気をすると、そうした仕事の成績だの競争だののほうが、よほどどうでもいいことになる。あいつとおれのどっちが地位が上かなんて、むなしいことだ。それよりも、鳥の鳴き声のほうがよほど心を揺さぶられる。

大病をして死を身近に感じると、深くたしなめられた気持がして、それまで重大に思えたことが、そうではなかったと悟るようになるものだ。

川端康成（『虹いくたび』新潮文庫）

食事も、ぼんやりととることはまずない。一食一食、一口一口、食べられるありがたみを感じている。お腹が減ったから、なんでもいいから口に押し込むなんてことはない。食べるリスクをおかすのだから、それだけ吟味して選んで食べる。新聞を読んでいて、ろくに味わっていないなんてことはありえない。よく味わい、ひとつひとつの味に感動し、幸福を感じている。

治る病気で、健康体に戻ったとしたら、喉元過ぎれば熱さを忘れるで、こうした感動も、いずれは薄れていくだろう。また、鳥の鳴き声より、会議のほうが大切になっていくだろう。時間がないから、とにかく適当な食べ物を口に押し込んで、コーヒーで流し込むようなことになるだろう。

しかし、治らない病気だから、感動が薄れることはない。

とにかく、水飲んで幸せ、何か食べて幸せ、空を見上げて幸せ、地面の雑草を見て感動、木々の葉に落ちる雨の音を聞いて感動、自分の歩く靴音にさえ感動、自分が生きていることに感謝するという日々を送っている。

どこかの偉いお坊さんにほめてもらえそうな心がけだ。

そんなにいつも幸福を感じている生活をうらやましいと思う人もいるかもしれない。治らないことのメリットもあるではないかと。

しかし、私自身は、そうは思えない。

こんなにも幸福を感じる生活は、幸福ではないのでは、という矛盾した気持ちを抱えている。

一病息災とは言えない

治らない病気になった人間にとって、「一病息災」という言葉は、とても希望を感じさせる。

一病はもうしかたないとしても、そのおかげで他の病気にならずにすむとしたら、せめてもの喜びだ。

たしかに、病院によく行くし、血液検査をするし、健康に気をつけるし、そういう面があるかもなと思っていた。

しかし、なかなかそうもいかない。

まず、薬の副作用や合併症がある。前にも書いたが、治療に使うプレドニンには、免疫力が落ちるとか、骨粗鬆症になるとか、さまざまな副作用がある。

私が手術に踏みきったのも、プレドニンの副作用が蓄積したためだ。

中心性漿液性脈絡網膜症という目の病気になったときにも、プレドニンのせいだろうと言われた。

一病息災どころか、一病多病だ。


そして、病院に行ってよく検査していると言っても、持病についてしか診てもらっていない。

今はそれぞれの科が専門的になっているから、その科の責任だけを果たそうとする。

そのため、他の病気に関しては、案外なほど診てくれていない。

目に関しても、中心性漿液性脈絡網膜症の定期検査に今でも通っているのだが、網膜裂孔を見逃されたことがある。

他の病院でたまたま見つけてもらった。その医師がこう言っていた。

「ひとつの病気があると、かえって他を見逃すんだよね」

目というひとつの小さな器官でさえ、こういうことがある。


中年男は蘇生科で息をふきかえした。しかし、病気の治療にはあまり関心のない科だったので、患者の感謝をいいことに、そのまま放置してすぐまた死なせてしまった。だが、さすがに蘇生科だけのことはあって、男はいまでも四、五日おきに、死んでは生きかえり、死んでは生きかえりしながら、感謝の日々を送っているということだ。

安部公房（『密会』新潮文庫）

まさか、ここまでのことはないが、その科の関心でしか診てもらえない状況では、一病息災はなかなか難しい。

コントロール感の喪失

稳やかな海は、熟練した船乗りを育てない。

アフリカのことわざ（「アフリカのことわざ」Twitter @africakotowaza）

それはたしかにそうだろう。

しかし、ずっと荒れている海だったらどうだろう？

ずっと波に翻弄《ほんろう》されているばかりでは、これもまた、熟練した船乗りを育てないのではないだろうか。


前にも書いたように、この病気になると、なんとか寛解期を保とうと思って、何を食べたらいいとかよくないとか、どういうことをするといいとよくないとか、そういう法則を見つけようとする。

これがうまく見つかって、病気をある程度、コントロールできるようになった場合は、これはそうとう運のいいほうだ。

治らない病気でも、自分である程度までコントロールできていれば、症状は安定するわけだし、そうすれば気持ちも安定する。生活にかなり制限がある場合でも、努力のかいがあるわけだから、まだしも我慢ができる。

問題は、いくら気をつけても再燃するとか、再燃にパターンがないとか、コントロールがまったくできない場合だ。

潰瘍性大腸炎は、そういうことが多い。これが患者の心を挫《くじ》き、焦《こ》がす。

ちょっとした変化でも、
たちまち不調のどん底に落ち込んでしまう、
この過敏で弱い肉体。

こんな身体で、なんとかやってきたのだ。

——忍耐！ ——それが肝心、我慢して頑張ってと人は言う。

私はそうしている。

だが、いつまで耐え続けられるだろう。

ずっと持ちこたえられるといいのだが。

ベートーヴェン（「ハイリゲンシュタットの遺書」『絶望書店——夢をあきらめた9人が出会った物語』拙訳、河出書房新社）

いくら気をつけていても、ちょっとしたことはある。ちょっとしたことというのは、避けがたい。ちょっと寒かった、ちょっと歩きすぎた、ちょっとおかゆが固めだった。

そんなことでいちいち「たちまち不調のどん底に落ち込んでしまう」と、とてもやってられないと思ってしまう。気をつけようがないと。

しかも、本当にそれが原因なのかどうかもわからない。まったく関係なく、ただたんに不調のどん底に落ちただけかもしれない。

気をつけても意味がないのかもしれないと思う。でも、気をつけなければ、これはもう確実に不調のどん底に落ちる。

いったいどうしろというのだと思う。しかし、どうしようもない。

わかるのは、コントロール不能ということだけだ。


病気になってから十年くらい経つと、「もう病気のベテランだね」などと医師からも言われたりする。

しかし、ずっと荒海で翻弄《ほんろう》され続けているだけの船乗りは、いまだに何の技能も身につけていない。ただただ疲れ果てているだけだ。

「そうですね、ははは」などとへつらい笑いをして、むなしさに目をぱちぱちする。

自分の身体を自分でコントロールできないのだから、もどかしい。


老人ホームの研究で、こういう興味深い結果が出ていた。

その老人ホームでは、ある曜日は映画、ある曜日は家庭菜園と、行事が決まっていた。

それを、どちらの曜日も、映画でも家庭菜園でも、それぞれの人が自由に選んでいいことにした。

そうすると、老人たちの健康状態が、あきらかによくなったのである。死亡率まで下がった。

その理由について、自分の人生を自分でコントロールできるということが、老人たちの精神状態を向上させ、それが健康状態にも反映したのだろうと分析されていた。

映画か家庭菜園かという、そんなわずかな選択であってさえ、そこまでの効果があったのだ。

したがって、自分の人生のコントロール感を失うというのは、とても大きなことだ。

「コントロール感と人生の充実感」には強い相関関係があるのだそうだ。

これは私の実感としても、すごく納得ができる。

病人が、おかしな療法にハマることがあるのは、西洋医学だけでは治らないから、藁《わら》にもすがるということももちろんあるが、コントロール感を取り戻したいからということもあるのではないかと思う。

「こうすればコントロールできますよ」的なことを言われれば、これはもう、とてつもなく心をつかまれてしまうのだ。前にも書いたように、それこそ金魚でも、らっきょうでも。

その切実さがわからないと、おかしな療法から引き戻すことも難しいだろう。

見えない人になる

貧しい国や地域に行った人たちが、よくこういうことを言う。

そこの人たちは意外なほど明るいと。

子どもたちは屈託《くったく》のない笑い声をあげている。元気と活力があって、先進国の子どもたちよりずっと幸せそうだと。


こういうことを聞いたり読んだするると、いつも疑問に思うことがある。

元気じゃない子は死んでいるのでは？


貧しくて、食料や医療が充分ではない場合、病気や障害があると、死ぬ確率も高くなるだろう。私がそこにいたとしたら、発病時に死んでいるはずだ。

生き残って笑っているのは、貧しさのふるいにかけられて、こぼれ落ちなかった、たくましい子どもたちだけ。だから、元気で明るい。

しかし、その背景には、悲惨な子どもたちがたくさんいるはず。

そういう子どもたちは、見えないだけだ。


中国宮廷時代劇ドラマ『如懿伝《にょいでん》——紫禁城に散る宿命の王妃』の中に、こんなシーンがあった。

宮廷の中で、妊娠している皇后のために、仲のいい妃《ひ》が上掛けを縫《ぬ》っている。

「でも、なぜ貧しい家から集めた端布《はぎれ》で？」と皇后が尋ねる。

「貧しい家の子は丈夫に育つと言うわ。運を分けてもらうのよ。お腹の子が無事に育ってほしい」と妃。

これも同じことだ。貧しい家の子のほうが丈夫に育つはずがない。そうではなく、貧しい家では、丈夫な子しか育たないのだ。だから、結果的に、貧しい家の子は丈夫ということになる。育たなかった子は見えていない。

死んだ人たちは、見えなくなる。

死んでいなくても、たとえば家から出られなければ、外にはその人たちの姿はない。

病院に通うバスの中から道行く人たちを見ていると、みんな元気そうに見えて、うらやましかった時期がある。

しかし、それはそうだ。道を歩ける人たちだけが歩いているのだから。

見えない人たちが、じつはたくさんいる。

病人だけではない。さまざまな人たちがいる。いても見えない、見えないけどいる人たちだ。

いろんな仕事を短く渡り歩いた。そうするとね、今まで全然見えなかった日本人が、いっぱいいいるんだね。テレビや新聞じゃ、ほとんど見えない日本人が、沢山いるんだ。日本人だけじゃない。外国人も、いろいろぎっちりいて、ぜんぜん、今まで見えなかったんだ。

山田太一（「夜中に起きているのは」月刊『すばる』一九九五年四月号）

見えている人たちの他に、見えない人たちもいるのではないか。

見えなくなりかけている者として、ぜひそういう人たちのことも想像してみてほしいと願わずにはいられない。

そしてすぐさま、不幸な人の存在そのものが忘れ去られてしまう。

シモーヌ・ヴェイユ（『シモーヌ・ヴェイユ アンソロジー』今村純子＝編訳、河出文庫）

あとがき　白石さんとホワイトボード

気になるメール

ある日、一通のメールが届いた。

知らない編集者さんからのメールで、「食べることと出すことについて書いてみませんか」とあった。

かなり驚いた。普通なら、「ご自身の病気のことについて書いてみるお気持ちはありませんか」といった文面にするところだろう。

初対面の相手にいきなり「食べることと出すこと」などと書くというのは、あぶない人か、すごい人のどちらかだろうと思った。

編集者さんの名前は、白石正明とあった。ネットで検索してみた。今ならたくさん記事が出てくるが、当時はまだそこまではなかった。それでも、面白そうな人だった。すごい人でもあり、あぶない人でもありそうだった。

ともかく、一度、会ってみることにした。

一行で終わる

でも、書くつもりはなかった。というより、書けないと思った。

私の病気は下痢をしているだけで、人が面白がるような、珍しい症状があるわけではない。

苦しいことはたくさんあるけど、愚痴を書いてみてもしかたない。

中学生の頃に、読書感想文がまるで書けなかったのを思い出した。

「面白かったです」の一行だけで、もうあとは書けなかった。

病気に関しても同じことで、「つらいです」のひと言で、もうそれ以上は書けそうもない。万感の思いというのは、かえって言葉にならない。

> 経験とは、痛切になればなるほど、明瞭なかたちで表現しにくくなるものなのである。
> ハロルド・ピンター（『ハロルド・ピンター全集』第一巻、新潮社）

そもそも、私はずっと病気のことを隠してきた。バレないように努力してきた。今でこそ公表しているが、隠してきた期間のほうがずっと長い。

今さら表に出そうとしても、もう何重にも塗り込めてあって、とても掘り出せないと思った。

ずるずると引っぱり出される

普通は編集者さんとの初めての顔合わせは、ほとんど雑談に終始するが、白石さんはちがった。行くと、ホワイトボードが用意してあった。

そして、病気について、どんどん質問された。

答えないわけにもいかないから答えていると、それをどんどんホワイトボードに書き込んでいく。

こういうことをされたのは初めてで、とても戸惑った。

自分がけっこうしゃべっている、つまり言葉にできているということにも、自分で驚いた。

いっけん話下手にみえる人から、泉のようによどみなく言葉があふれ出し、ときには聞き手のわたしと同じくらい、当人が驚いていることもあった。

スタッズ・ターケル（『死について！』原書房）

まさにそういう状況だった。

それは一種の感動でもあった。

しかし、一方で、外に出してはいけないものをひきずり出されているような、逃げ出したいような気持ちもあった。

白石さんは、そのときのホワイトボードの写真と、録音を文字起こししたテキストデータを、その後すぐに送ってくれた。

「言語隠蔽」という壁

それでもまだ私は、書けないと思っていた。

自分の中のもやもやした気持ちというのは、言葉で表せることと、言葉には表せないことがある。

言葉に表せることだけ書いてみてもしかたない。しかし、言葉に表せないことまで無理に言葉にしてしまうと、とりかえしのつかないことになる。

> 「どうしてみんな、ぼくの旅のことを、そっとしておいてくれないんだろう!? わかってないんだなあ。無理に語らせられると、ぺらぺらしゃべったが最後、ばらばらになって消えてしまうんだ。それでおしまいさ。その旅のことを思い出したくても、自分のしゃべった声しか、聞こえなくなっちまう」
>
> スナフキン（『ムーミン谷の名言集』渡部翠＝訳、講談社文庫）

「言《げん》語《ご》隠《いん》蔽《ぺい》」という現象がある。

たとえば、事件の犯人の顔を目撃した人に、犯人がどういう顔をしていたか、言葉で説明してもらう。目が細くて、鼻が大きくて、口は……とか。

そして、その後で、複数の顔写真の中から、犯人の顔を選んでもらう。

すると、言葉で説明しなかった場合に比べて、正しく犯人を選び出せる確率が格段に下がる。

つまり、顔を言葉で説明したことによって、顔の記憶が不確かになってしまうのだ。

この現象は顔だけでなくて、絵、色、音楽、におい、味などでも起きることがわかっている。つまり、言葉にしにくいものほど起きるわけだ。

言葉にしなければ始まらない

この疑問を、私は熊谷晋一郎さんにぶつけてみた。

熊谷晋一郎さんは、東京大学先端科学技術研究センター准教授の小児科医で、脳性まひの当事者として、やはり白石さんからの依頼で『リハビリの夜』という本を書かれている。

白石さんと二回目に会ったときに、白石さんは熊谷晋一郎さんを呼んでくださった。これには驚いた。私の本のために、別の著者を呼ぶのだ。呼ばれたほうにとっては、何のトクもない。それでも呼べる、来るということに、強いつながりを感じた。

熊谷さんのお話は目からウロコのことばかりで、お会いできたことがどれほど刺激になったかしれない。

そして、言語化への迷いに対する熊谷さんの回答は明解だった。

「介助者に何かをしてもらわないといけないっていうときに、そういう必要のなかで、言葉にするっていうのが大事な作業になる感じですかね」

これには返す言葉がなかった。

言葉にすると本当の気持ちが消えてしまうなどというのは贅沢《ぜいたく》な話で、言葉にして伝えるしかないということのほうが、より切実だ。

「経験しないとわからない」という壁

それでも、私はなかなか書けなかった。
もうひとつ、大きな問題があった。
経験しないとわからないということだ。

オムレツの味をどう教えられたって食べなければ分らない。
山田太一（『誰かへの手紙のように』マガジンハウス）

その通りなのだ。
相手がわからないことを、書いてみてもしかたがない。

しかし、その後、こういうことがあった。
私はＮＨＫ「ラジオ深夜便」で『絶望名言』というコーナーに出演させてもらっているのだが、そこで視覚障害のある偉人の言葉を紹介することになった。そのとき、Twitter にこういうツイートがあった。

聴力を失うこと、視力を失うことがどれほどのものかは
解説されなくても私たちには想像できるものだと思うのだが。

その方の残した言葉を解説する必要などあるだろうか。

これには大変に驚いた。

私は一時的にだが、目を病んで、本が読めなくなったことがある。難聴にもなったこともある。どちらも、想像とはまるでちがう体験だった。たとえば、難聴はひどくうるさかった。思いもよらないことで、びっくりした。経験しないとわからないということを、あらためて痛感した。

しかし世の中には、「想像できる」と思っている人がいるのだ。

これはとても危険なことだと思った。

病気の当人は、健康な人たちの想像の及ばない体験をしているのに、周囲の健康な人たちが、それを自分たちの想像の範囲で推測して、わかっているつもりで対応したとしたら、悲惨なことになってしまう。

では、どうしたらいいのか？

「災害にしろ、病気にしろ、経験した人としない人とではものすごい差がある。一生懸命想像はするけれど、届かないものがあるということを忘れてはいけないと思う」

山田太一（読売新聞二〇一一年七月五日）

大切なのはこれだと思う。

「想像が及ばないことがあるだろう」という理解。

ソクラテスの「無知の知」ではないが、「いくら想像しても、経験していない自分にはわからないことがある」というふうに、みんなが思ってくれれば、たいへんなちがいだ。

自分のことを書くほど難しいことはない

そういうわけで、「言語隠蔽」と「経験しないとわからない」という二つの問題については、自分なりに答えを得て、なんとか書いてみようという気になった。

ところが、いざ書き出してみると、これが予想以上に難しかった。

自分の病気の話の、どこを人が面白いと思ってくれるのか、くれないのか、自分ではさっぱりわからないのだ。びっくりするほど、わからない。

私はこれまで、カフカやゲーテなどを紹介する本を書いてきた。カフカやゲーテに関しては、どこが面白いか、客観的に判断ができる。

しかし、自分のこととなると、これは主観的にならざるをえず、まるで判断がつかない。これには、ほとほと困った。

よく「誰でも本を一冊は書ける。自分のことを書けばいいのだ」ということが言われるが、自分のことを書くほど難しいことはない。自分のことなら楽に書けるというのは、まったく逆だと思った。「病気の話とペットの話ほど面白くないものはない」と言われるが、その理由がよくわかった。話している当人には、自分の話の面白さの判断がつかないのだ。

文体もなぜか変わった。それまでは私は、すべての本を「ですます調」で書いていた。それがなぜか、この本に関しては、それでは行き詰まってしまった。「だ・である調」に変えて、なんとか進み出した。

その理由は、自分でもよくわからない。

自分でも思いがけない発見

あまりに原稿が進まないので、Web連載にしてもらって、でもそれも何度も長く中断してしまって、後半はまた書き下ろしになるという、ひどく変則的な書き方にもなってしまった。

そんなこんなで、初めてメールが来てから、五年の歳月が流れてしまった。

そして、新型コロナウイルス感染症のパンデミック（世界的流行）が起きた。食べることや、ひきこもることや、感染症をおそれることなどについて、価値観の大きな転換があった。そのことについても加筆した。

とはいえ、こんな本を書くのに五年もかかるのかと言われると、ただただ恥じ入るしかない。しかし、難産だからこそ思い入れもある。

> 人は体験を語るうち、自分でも思いがけない発見をするものなのだ。
>
> スタッズ・ターケル（『死について！』原書房）

私もまさにそうだった。

さんざん逡巡《しゅんじゅん》し、不安も迷いもあったが、今はこれを書く機会を与えてもらえたことを、本当にありがたかったと思っている。

あとは、読んでくださった方にも、何か思いがけない発見が、ほんの少しでもあることを願うばかりだ。

二〇二〇年六月　頭木弘樹

著者紹介

頭木弘樹（かしらぎ・ひろき）

文学紹介者。

筑波大学卒業。大学三年の二十歳のときに潰瘍性大腸炎を患い、十三年間の闘病生活を送る。

そのときにカフカの言葉が救いとなった経験から、『絶望名人カフカの人生論』（新潮文庫）を出版。その後、『絶望名人カフカ×希望名人ゲーテ――文豪の名言対決』（草思社文庫）、『絶望読書』（河出文庫）、『カフカはなぜ自殺しなかったのか？』（春秋社）、『絶望図書館』（ちくま文庫）、『NHKラジオ深夜便 絶望名言』『NHKラジオ深夜便 絶望名言2』（飛鳥新社）、『絶望書店 夢をあきらめた9人が出会った物語』（河出書房新社）、『トラウマ文学館』（ちくま文庫）、『ミステリー・カット版 カラマーゾフの兄弟』（編訳、春秋社）、『落語を聴いてみたけど面白くなかった人へ』（ちくま文庫）などを刊行。

NHK「ラジオ深夜便」の『絶望名言』のコーナーに出演中。

月刊『みすず』で「咬んだり刺したりするカフカの『変身』」を隔月連載中。

「漏らすせつなさを描いた文学ばかりを集めた、『排泄文学』というアンソロジーをいつか出せたらと思っています。」

［著者 SNS］

Twitter　https://twitter.com/kafka_kashiragi

Facebook　https://www.facebook.com/hiroki.kashiragi

blog　https://ameblo.jp/kafka-kashiragi

シリーズ
ケアをひらく

食べることと出すこと

発行　2020年8月1日　第1版第1刷©
　　　2021年11月15日　第1版第5刷

著者　頭木弘樹

発行者　株式会社　医学書院
　　　　代表取締役　金原 俊
　　　　〒113-8719　東京都文京区本郷1-28-23
　　　　電話03-3817-5600（社内案内）

印刷・製本　アイワード

ISBN978-4-260-04288-8

◎本書のテキストデータを提供します。
視覚障害、読字障害、上肢障害などの理由で本書をお読みになれない方には、電子データを提供いたします。
・200円切手
・左のテキストデータ引換券(コピー不可)を同封のうえ、下記までお申し込みください。
［宛先］
〒113-8719 東京都文京区本郷1-28-23
医学書院看護出版部 テキストデータ係

テキストデータ引換券
食べることと出すこと

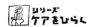

本シリーズでは、「科学性」「専門性」「主体性」といったことばだけでは語りきれない地点から《ケア》の世界を探ります。

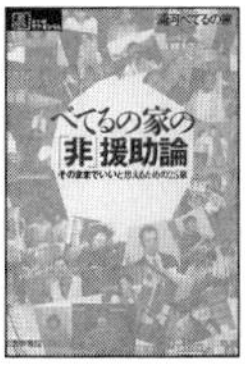

べてるの家の「非」援助論：そのままでいいと思えるための25章●浦河べてるの家●2000円●それで順調！———「幻覚＆妄想大会」「偏見・差別歓迎集会」という珍妙なイベント。「諦めが肝心」「安心してサボれる会社づくり」という脱力系キャッチフレーズ群。それでいて年商1億円、年間見学者2000人。医療福祉領域を超えて圧倒的な注目を浴びる〈べてるの家〉の、右肩下がりの援助論！

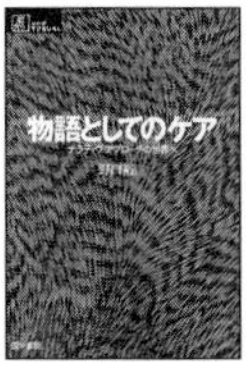

物語としてのケア：ナラティヴ・アプローチの世界へ●野口裕二●2200円●「ナラティヴ」の時代へ———「語り」「物語」を意味するナラティヴ。人文科学領域で衝撃を与えつづけているこの言葉は、ついに臨床の風景さえ一変させた。「精神論 vs. 技術論」「主観主義 vs. 客観主義」「ケア vs. キュア」という二項対立の呪縛を超えて、臨床の物語論的転回はどこまで行くのか。

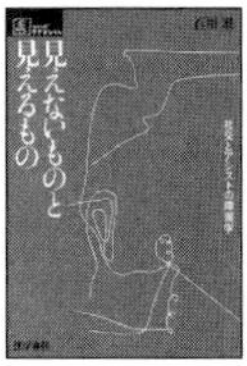

見えないものと見えるもの：社交とアシストの障害学●石川准●2000円●だから障害学はおもしろい———自由と配慮がなければ生きられない。社交とアシストがなければつながらない。社会学者にしてプログラマ、全知にして全盲、強気にして気弱、感情的な合理主義者……〝いつも二つある〟著者が冷静と情熱のあいだで書き下ろした、つながるための障害学。

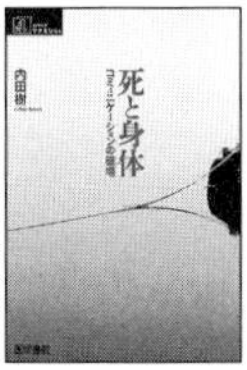

死と身体：コミュニケーションの磁場●内田 樹●2000円●人間は、死んだ者とも語り合うことができる———〈ことば〉の通じない世界にある「死」と「身体」こそが、人をコミュニケーションへと駆り立てる。なんという腑に落ちる逆説！「誰もが感じていて、誰も言わなかったことを、誰にでもわかるように語る」著者の、教科書には絶対に出ていないコミュニケーション論。読んだ後、猫にもあいさつしたくなります。

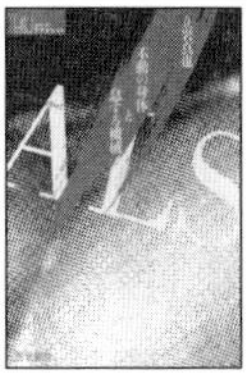

ALS 不動の身体と息する機械●立岩真也●2800円●それでも生きたほうがよい、となぜ言えるのか———ALS当事者の語りを渉猟し、「生きろと言えない生命倫理」の浅薄さを徹底的に暴き出す。人工呼吸器と人がいれば生きることができると言う本。「質のわるい生」に代わるべきは「質のよい生」であって「美しい死」ではない、という当たり前のことに気づく本。

❸

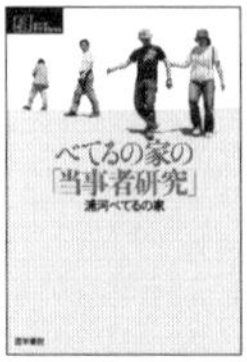

べてるの家の「当事者研究」●浦河べてるの家●2000円●研究？ ワクワクするなあ———べてるの家で「研究」がはじまった。心の中を見つめたり、反省したり……なんてやつじゃない。どうにもならない自分を、他人事のように考えてみる。仲間と一緒に笑いながら眺めてみる。やればやるほど元気になってくる、不思議な研究。合い言葉は「自分自身で、共に」。そして「無反省でいこう！」

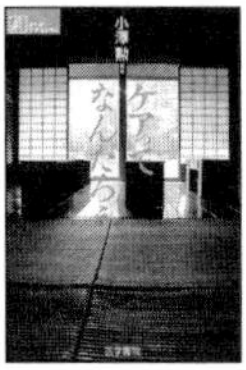

ケアってなんだろう●小澤勲編著●2000円●「技術としてのやさしさ」を探る七人との対話———「ケアの境界」にいる専門家、作家、若手研究者らが、精神科医・小澤勲氏に「ケアってなんだ？」と迫り聴く。「ほんのいっときでも憩える椅子を差し出す」のがケアだと言い切れる人の《強さとやさしさ》はどこから来るのか———。感情労働が知的労働に変換されるスリリングな一瞬！

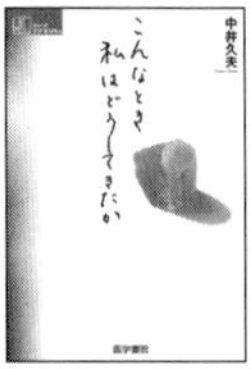

こんなとき私はどうしてきたか●中井久夫●2000円●「希望を失わない」とはどういうことか———はじめて患者さんと出会ったとき、暴力をふるわれそうになったとき、退院が近づいてきたとき、私はどんな言葉をかけ、どう振る舞ってきたか。当代きっての臨床家であり達意の文章家として知られる著者渾身の一冊。ここまで具体的で美しいアドバイスが、かつてあっただろうか。

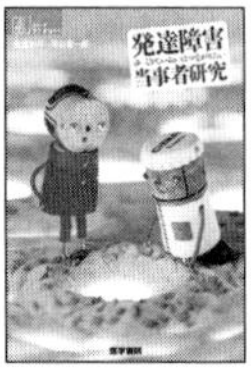

発達障害当事者研究：ゆっくりていねいにつながりたい●綾屋紗月＋熊谷晋一郎●2000円●あふれる刺激、ほどける私———なぜ空腹がわからないのか、なぜ看板が話しかけてくるのか。外部からは「感覚過敏」「こだわりが強い」としか見えない発達障害の世界を、アスペルガー症候群当事者が、脳性まひの共著者と探る。「過剰」の苦しみは身体に来ることを発見した画期的研究！

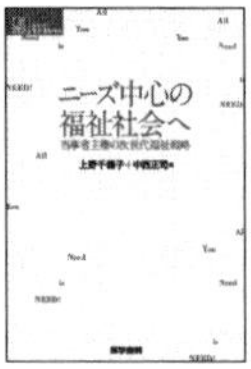

ニーズ中心の福祉社会へ：当事者主権の次世代福祉戦略●上野千鶴子＋中西正司編●2200円●社会改革のためのデザイン！ ビジョン!! アクション!!!———「こうあってほしい」という構想力をもったとき、人はニーズを知り、当事者になる。「当事者ニーズ」をキーワードに、研究者とアクティビストたちが「ニーズ中心の福祉社会」への具体的シナリオを提示する。

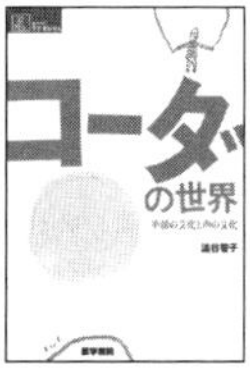

コーダの世界：手話の文化と声の文化●澁谷智子● 2000円●生まれながらのバイリンガル?——コーダとは聞こえない親をもつ聞こえる子どもたち。「ろう文化」と「聴文化」のハイブリッドである彼らの日常は驚きに満ちている。親が振り向いてから泣く赤ちゃん? じっと見つめすぎて誤解される若い女性? 手話が「言語」であり「文化」であると心から納得できる刮目のコミュニケーション論。

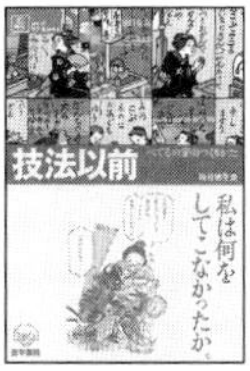

技法以前：べてるの家のつくりかた●向谷地生良● 2000円●私は何をしてこなかったか——「幻覚&妄想大会」をはじめとする掟破りのイベントはどんな思考回路から生まれたのか? べてるの家のような〝場〟をつくるには、専門家はどう振る舞えばよいのか? 「当事者の時代」に専門家にできることを明らかにした、かつてない実践的「非」援助論。べてるの家スタッフ用「虎の巻」、大公開!

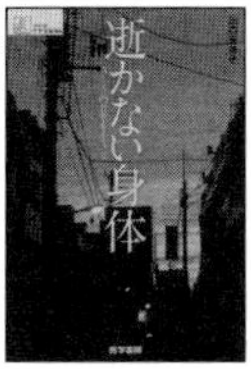

逝かない身体：ALS的日常を生きる●川口有美子● 2000円●即物的に、植物的に——言葉と動きを封じられたALS患者の意思は、身体から探るしかない。ロックトイン・シンドロームを経て亡くなった著者の母を支えたのは、「同情より人工呼吸器」「傾聴より身体の微調整」という究極の身体ケアだった。重力に抗して生き続けた母の「植物的な生」を身体ごと肯定した圧倒的記録。

第41回大宅壮一ノンフィクション賞受賞作

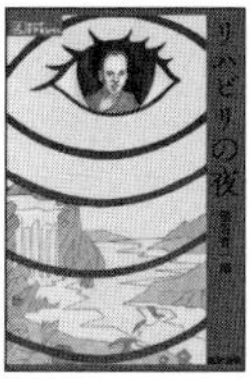

リハビリの夜●熊谷晋一郎● 2000円●痛いのは困る——現役の小児科医にして脳性まひ当事者である著者は、《他者》や《モノ》との身体接触をたよりに、「官能的」にみずからの運動をつくりあげてきた。少年期のリハビリキャンプにおける過酷で耽美な体験、初めて電動車いすに乗ったときの時間と空間が立ち上がるめくるめく感覚などを、全身全霊で語り尽くした驚愕の書。

第9回新潮ドキュメント賞受賞作

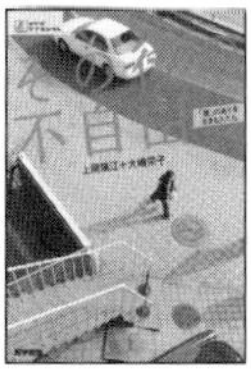

その後の不自由●上岡陽江+大嶋栄子● 2000円●〝ちょっと寂しい〟がちょうどいい——トラウマティックな事件があった後も、専門家がやって来て去っていった後も、当事者たちの生は続く。しかし彼らはなぜ「日常」そのものにつまずいてしまうのか。なぜ援助者を振り回してしまうのか。そんな「不思議な人たち」の生態を、薬物依存の当事者が身を削って書き記した当事者研究の最前線!

第 2 回日本医学ジャーナリスト協会賞受賞作

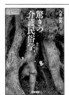

驚きの介護民俗学●六車由実●2000 円●語りの森へ——気鋭の民俗学者は、あるとき大学をやめ、老人ホームで働きはじめる。そこで流しのバイオリン弾き、蚕の鑑別嬢、郵便局の電話交換手ら、「忘れられた日本人」たちの語りに身を委ねていると、やがて新しい世界が開けてきた……。「事実を聞く」という行為がなぜ人を力づけるのか。聞き書きの圧倒的な可能性を活写し、高齢者ケアを革新する。

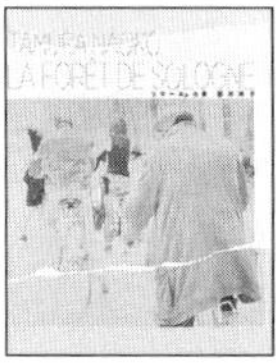

ソローニュの森●田村尚子●2600 円●ケアの感触、曖昧な日常——思想家ガタリが終生関ったことで知られるラ・ボルド精神病院。一人の日本人女性の震える眼が掬い取ったのは、「フランスのべてるの家」ともいうべき、患者とスタッフの間を流れる緩やかな時間だった。ルポやドキュメンタリーとは一線を画した、ページをめくるたびに深呼吸ができる写真とエッセイ。B5 変型版。

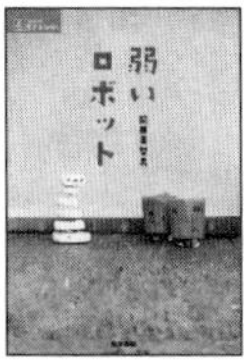

弱いロボット●岡田美智男●2000 円●とりあえずの一歩を支えるために——挨拶をしたり、おしゃべりをしたり、散歩をしたり。そんな「なにげない行為」ができるロボットは作れるか？　この難題に著者は、ちょっと無責任で他力本願なロボットを提案する。日常生活動作を規定している「賭けと受け」の関係を明るみに出し、ケアをすることの意味を深いところで肯定してくれる異色作！

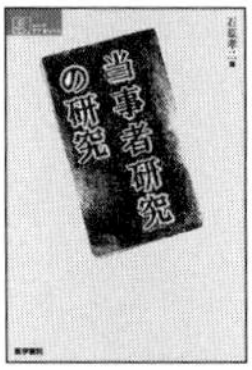

当事者研究の研究●石原孝二編●2000 円●で、当事者研究って何だ?——専門職・研究者の間でも一般名称として使われるようになってきた当事者研究。それは、客観性を装った「科学研究」とも違うし、切々たる「自分語り」とも違うし、勇ましい「運動」とも違う。本書は哲学や教育学、あるいは科学論と交差させながら、“自分の問題を他人事のように扱う”当事者研究の圧倒的な感染力の秘密を探る。

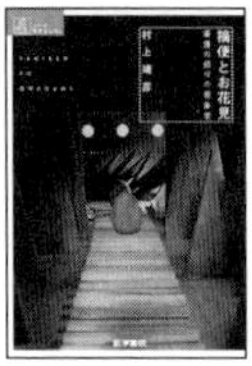

摘便とお花見：看護の語りの現象学●村上靖彦●2000 円●とるにたらない日常を、看護師はなぜ目に焼き付けようとするのか——看護という「人間の可能性の限界」を拡張する営みに吸い寄せられた気鋭の現象学者は、共感あふれるインタビューと冷徹な分析によって、その不思議な時間構造をあぶり出した。巻末には圧倒的なインタビュー論を付す。看護行為の言語化に資する驚愕の一冊。

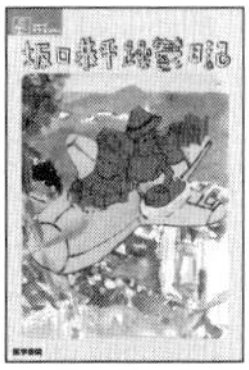

坂口恭平躁鬱日記●坂口恭平●1800円●僕は治ることを諦めて、「坂口恭平」を操縦することにした。家族とともに。──マスコミを席巻するきらびやかな才能の奔出は、「躁」のなせる業でもある。「鬱」期には強固な自殺願望に苛まれ外出もおぼつかない。この病に悩まされてきた著者は、あるとき「治療から操縦へ」という方針に転換した。その成果やいかに！ 涙と笑いと感動の当事者研究。

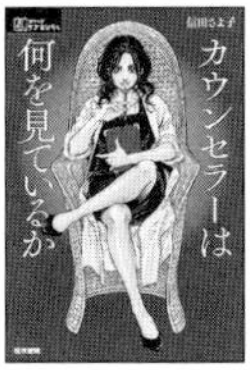

カウンセラーは何を見ているか●信田さよ子●2000円●傾聴？ ふっ。──「聞く力」はもちろん大切。しかしプロなら、あたかも素人のように好奇心を全開にして、相手を見る。そうでなければ〈強制〉と〈自己選択〉を両立させることはできない。若き日の精神科病院体験を経て、開業カウンセラーの第一人者になった著者が、「見て、聞いて、引き受けて、踏み込む」ノウハウを一挙公開！

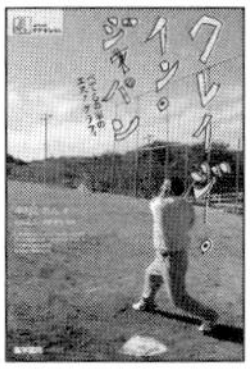

クレイジー・イン・ジャパン：べてるの家のエスノグラフィ●中村かれん●2200円●日本の端の、世界の真ん中。──インドネシアで生まれ、オーストラリアで育ち、イェール大学で教える医療人類学者が、べてるの家に辿り着いた。7か月以上にも及ぶ住み込み。10年近くにわたって断続的に行われたフィールドワーク。べてるの「感動」と「変貌」を、かつてない文脈で発見した傑作エスノグラフィ。付録DVD「Bethel」は必見の名作！

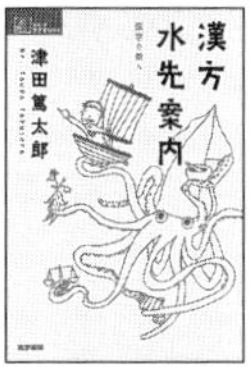

漢方水先案内：医学の東へ●津田篤太郎●2000円●漢方ならなんとかなるんじゃないか？── 原因がはっきりせず成果もあがらない「ベタなぎ漂流」に追い込まれたらどうするか。病気に対抗する生体のパターンは決まっているならば、「生体をアシスト」という方法があるじゃないか！ 万策尽きた最先端の臨床医がたどり着いたのは、キュアとケアの合流地点だった。それが漢方。

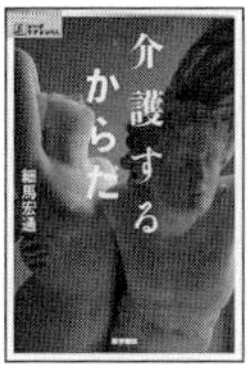

介護するからだ●細馬宏通●2000円●あの人はなぜ「できる」のか？── 目利きで知られる人間行動学者が、ベテランワーカーの神対応をビデオで分析してみると……、そこには言語以前に〝かしこい身体〟があった！ ケアの現場が、ありえないほど複雑な相互作用の場であることが分かる「驚き」と「発見」の書。マニュアルがなぜ現場で役に立たないのか、そしてどうすればうまく行くのかがよーく分かります。

第 16 回小林秀雄賞受賞作
紀伊國屋じんぶん大賞 2018 受賞作

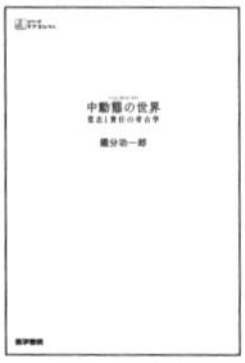

中動態の世界：意志と責任の考古学●國分功一郎●2000 円●「する」と「される」の外側へ――強制はないが自発的でもなく、自発的ではないが同意している。こうした事態はなぜ言葉にしにくいのか？ なぜそれが「曖昧」にしか感じられないのか？ 語る言葉がないからか？ それ以前に、私たちの思考を条件付けている「文法」の問題なのか？ ケア論にかつてないパースペクティヴを切り開く画期的論考！

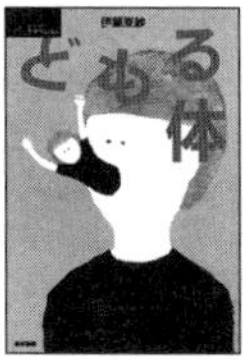

どもる体●伊藤亜紗●2000 円●しゃべれるほうが、変。――話そうとすると最初の言葉を繰り返してしまう(＝連発という名のバグ)。それを避けようとすると言葉自体が出なくなる(＝難発という名のフリーズ)。吃音とは、言葉が肉体に拒否されている状態だ。しかし、なぜ歌っているときにはどもらないのか？ 徹底した観察とインタビューで吃音という「謎」に迫った、誰も見たことのない身体論！

異なり記念日●齋藤陽道●2000 円●手と目で「看る」とはどういうことか――「聞こえる家族」に生まれたろう者の僕と、「ろう家族」に生まれたろう者の妻。ふたりの間に、聞こえる子どもがやってきた。身体と文化を異にする 3 人は、言葉の前にまなざしを交わし、慰めの前に手触りを送る。見る、聞く、話す、触れることの〈歓び〉とともに。ケアが発生する現場からの感動的な実況報告。

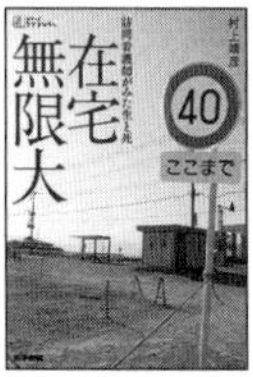

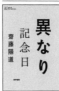

在宅無限大：訪問看護師がみた生と死●村上靖彦●2000 円●「普通に死ぬ」を再発明する――病院によって大きく変えられた「死」は、いま再びその姿を変えている。先端医療が組み込まれた「家」という未曾有の環境のなかで、訪問看護師たちが地道に「再発明」したものなのだ。著者は並外れた知的肺活量で、訪問看護師の語りを生け捕りにし、看護が本来持っているポテンシャルを言語化する。

第 19 回大佛次郎論壇賞受賞作
紀伊國屋じんぶん大賞 2020 受賞作

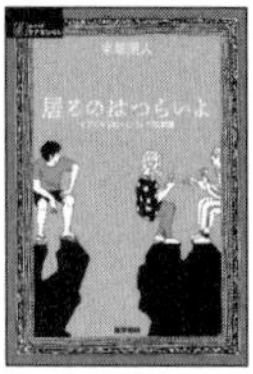

居るのはつらいよ：ケアとセラピーについての覚書●東畑開人●2000 円●「ただ居るだけ」vs.「それでいいのか」――京大出の心理学ハカセは悪戦苦闘の職探しの末、沖縄の精神科デイケア施設に職を得た。しかし勇躍飛び込んだそこは、あらゆる価値が反転する「ふしぎの国」だった。ケアとセラピーの価値について究極まで考え抜かれた、涙あり笑いあり出血(！)ありの大感動スペクタル学術書！

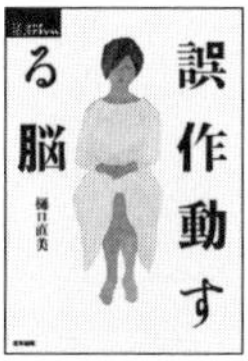

誤作動する脳●樋口直美● 2000円●「時間という一本のロープにたくさんの写真がぶら下がっている。それをたぐり寄せて思い出をつかもうとしても、私にはそのロープがない」——ケアの拠り所となるのは、体験した世界を正確に表現したこうした言葉ではないだろうか。「レビー小体型認知症」と診断された女性が、幻視、幻臭、幻聴など五感の変調を抱えながら達成した圧倒的な当事者研究!

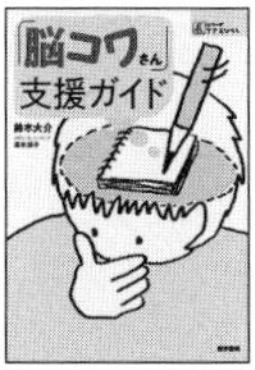

「脳コワさん」支援ガイド●鈴木大介●2000円●脳がコワれたら、「困りごと」はみな同じ。——会話がうまくできない、雑踏が歩けない、突然キレる、すぐに疲れる……。病名や受傷経緯は違っていても結局みんな「脳の情報処理」で苦しんでいる。だから脳を「楽」にすることが日常を取り戻す第一歩だ。疾患を超えた「困りごと」に着目する当事者学が花開く、読んで納得の超実践的ガイド!

第9回日本医学ジャーナリスト協会賞受賞作

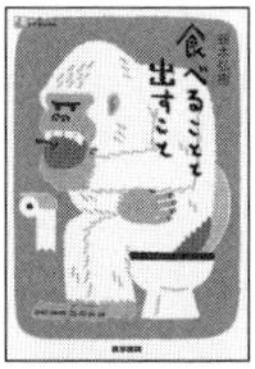

食べることと出すこと●頭木弘樹● 2000円●食べて出せればOKだ!(けど、それが難しい……。)——潰瘍性大腸炎という難病に襲われた著者は、食事と排泄という「当たり前」が当たり前でなくなった。IVHでも癒やせない顎や舌の飢餓感とは? 便の海に茫然と立っているときに、看護師から雑巾を手渡されたときの気分は? 切実さの狭間に漂う不思議なユーモアが、何が「ケア」なのかを教えてくれる。

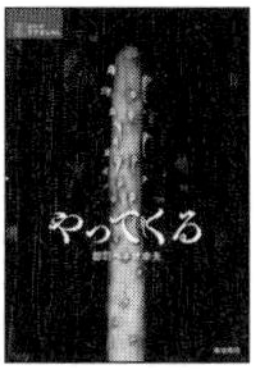

やってくる●郡司ペギオ幸夫● 2000円●「日常」というアメイジング!——私たちの「現実」は、外部からやってくるものによってギリギリ実現されている。だから日々の生活は、何かを為すためのスタート地点ではない。それこそが奇跡的な達成であり、体を張って実現すべきものなんだ! ケアという「小さき行為」の奥底に眠る過激な思想を、素手で取り出してみせる圧倒的な知性。

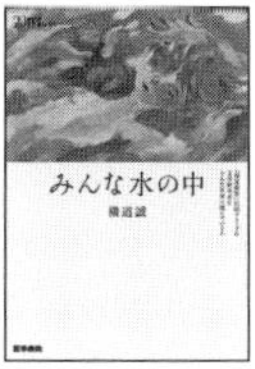

みんな水の中●横道 誠● 2000円●脳の多様性とはこのことか!——ASD(自閉スペクトラム症)とADHD(注意欠如・多動症)と診断された大学教員は、彼を取り囲む世界の不思議を語りはじめた。何もかもがゆらめき、ぼんやりとしか聞こえない水の中で、〈地獄行きのタイムマシン〉に乗せられる。そんな彼を救ってくれたのは文学と芸術、そして仲間だった。赤裸々、かつちょっと乗り切れないユーモアの日々。